AF475326

ÉLECTRO-THÉRAPIE

OU

APPLICATION MÉDICALE PRATIQUE

DE L'ÉLECTRICITÉ

BASÉE SUR DE NOUVEAUX PROCÉDÉS

PAR

JOSEPH DROPSY

DE CRACOVIE

Docteur en médecine et en chirurgie de l'Université de Berlin
et de l'Académie de Moscou

OUVRAGE PRÉSENTÉ AU CONCOURS DÉCRÉTÉ PAR S. M. L'EMPEREUR DES FRANÇAIS

Avec 20 Figures intercalées dans le texte et 13 Tableaux.

PARIS

J.-B. BAILLIÈRE ET FILS

LIBRAIRES DE L'ACADÉMIE IMPÉRIALE DE MÉDECINE,
Rue Hautefeuille, 19.

LONDRES,
H. BAILLIÈRE, 219, REGENT-STREET.

NEW-YORK,
H. BAILLIÈRE, 290, BROADWAY.

MADRID, C. BAILLY-BAILLIÈRE, 11, CALLE DEL PRINCIPE.

1857

ÉLECTRO-THÉRAPIE

OU

APPLICATION MÉDICALE PRATIQUE

DE L'ÉLECTRICITÉ.

Paris. — Imprimerie de L. MARTINET, rue Mignon, 2.

ÉLECTRO-THÉRAPIE

OU

APPLICATION MÉDICALE PRATIQUE

DE L'ÉLECTRICITÉ

BASÉE SUR DE NOUVEAUX PROCÉDÉS

PAR

JOSEPH DROPSY

DE CRACOVIE

Docteur en médecine et en chirurgie de l'Université de Berlin
et de l'Académie de Moscou

OUVRAGE PRÉSENTÉ AU CONCOURS DÉCRÉTÉ PAR S. M. L'EMPEREUR DES FRANÇAIS

Avec 20 Figures intercalées dans le texte et 13 Tableaux.

PARIS

J.-B. BAILLIÈRE ET FILS

LIBRAIRES DE L'ACADÉMIE IMPÉRIALE DE MÉDECINE,

Rue Hautefeuille, 19.

LONDRES, H. BAILLIÈRE, 219, REGENT-STREET. | NEW-YORK, H. BAILLIÈRE, 290, BROADWAY.

MADRID, C. BAILLY-BAILLIÈRE, 11, CALLE DEL PRINCIPE.

1857

ÉLECTRO-THÉRAPIE

OU

APPLICATION MÉDICALE PRATIQUE

DE L'ÉLECTRICITÉ.

INTRODUCTION.

Depuis Thalès, qui a comparé, six siècles avant l'ère chrétienne, la vertu attractive du succin avec l'âme, l'électricité est, jusqu'à présent, pour tout homme pensant et versé dans les sciences naturelles, la plus sublime manifestation de la toute-puissance du Créateur.

Le savant, qui découvre dans chaque phénomène de la nature, toujours et partout, de l'électricité; qui, en scrutant cette force merveilleuse, rencontre sans cesse attraction et répulsion, calorique et lumière, ces grandes puissances qui régissent le monde, n'hésitera pas à faire figurer cette grande force parmi celles qui sont l'objet de ses investigations et de ses méditations les plus sérieuses.

L'électricité a occupé aussi par préférence l'attention des plus célèbres naturalistes. Il n'y a pas eu d'observateur éclairé qui n'ait consacré une partie de sa vie à sonder avec ardeur les mystères de cette force.

Les recherches de ces infatigables travailleurs ont nécessairement eu pour conséquences toutes ces découvertes brillantes et utiles pour l'humanité; aujourd'hui encore, elles ne cessent de promettre journellement des succès dont les résultats sont incalculables.

Le siècle présent a reconnu que, dans la télégraphie, l'électricité était l'interprète le plus fidèle et le plus agile de ses pensées, que les communications dussent avoir lieu entre individus ou entre nations.

Il a trouvé, à l'aide de l'électricité, un moyen de dissiper les ténèbres de la nuit, en donnant naissance à une lumière équivalente à celle du jour, et déjà il se dispose à l'utiliser comme chaleur.

Il a découvert dans l'électricité un régulateur de ses actions, en construisant des horloges et des pendules dont elle est le moteur.

Il est parvenu par elle à reproduire les images inaltérables les plus exactes, en copiant les formes que la lumière, sa compagne inséparable, a su saisir et fixer.

L'électricité devient l'observateur le plus consciencieux de toutes les variations du baromètre et du thermomètre.

Elle prévient les malheurs possibles sur les chemins de fer, en volant aussi vite que la pensée pour annoncer les dégâts, en enrayant à volonté et instantanément les roues des wagons, en préservant de toute rupture les chaudières à vapeur.

Elle est en état de remplacer la vapeur comme force motrice; de simplifier les procédés du tissage; de tranquilliser les directeurs d'ateliers et de contrôler les ouvriers, en indiquant et notant, à distance et à toute heure, la hauteur de la pression des machines à vapeur; de contribuer à la sécurité universelle, en annonçant à l'instant même les incendies des quartiers les plus reculés d'une ville, et de hâter de cette manière l'arrivée des secours; de découvrir le degrés de la chaleur dans des endroits inaccessibles à l'investigation usuelle; de faire briller d'un éclat emprunté les ornements d'un palais; de couvrir d'un enduit métallique plus durable les ustensiles d'une chaumière, d'un laboratoire; d'assainir le corps de l'homme en lui enlevant des principes métalliques hétérogènes; de fournir à une nation les moyens d'anéantir l'ennemi sur terre et sur mer, en faisant sauter les mines, etc., etc.

L'électricité, si féconde en résultats, a dû naturellement occuper de tout temps l'attention des médecins, qui, malgré ses effets équivoques et incertains comme moyen curatif, poussés par le pressentiment de sa haute valeur, n'ont cessé de l'appliquer dans le double but d'éclairer la physiologie et d'augmenter leurs ressources thérapeutiques. L'inefficacité de cette force dans la médecine en général n'étonnera personne de ceux qui connaîtront les difficultés que présente déjà l'étude de l'électricité, lorsqu'il ne s'agit que de recherches physiques ou chimiques à faire avec des corps inanimés, dont les propriétés sont suffisamment connues. Ces difficultés ne peuvent être que prodigieusement augmentées pour le médecin, qui a pour objet de ses investigations un corps vivant, dont les lois, à l'égard de l'électricité, sont restées jusqu'à ce jour un problème.

Les recherches récentes de Nobili, Matteucci, Marianini, du Bois-Reymond, etc., ont à peine soulevé un coin de ce voile épais.

Il ne faut cependant pas être doué à un haut degré du don de prophétie, pour avoir plus ou moins la conviction que l'électricité jouera dans un avenir prochain, malgré tous les obstacles, un rôle important dans la médecine.

Une force sans contredit la plus puissante de toutes, partout et toujours présente, ne peut nullement figurer à un rang secondaire et inférieur dans la physiologie, la pathologie et la thérapeutique.

Les nerfs, ces conducteurs de la vie, qui nous donnent la suprématie sur tout ce qui est sorti des mains du Créateur, les nerfs qui ne sont influencés si évidemment et si puissamment par aucune autre force que par l'électricité, démontrent la portée de cette idée.

Si l'électricité, qui a déjà donné des exemples de sa puissance sur l'organisme vivant, au point de pouvoir ramener à la vie un moribond et d'être en état de tuer d'un seul coup un homme en pleine santé, n'a jusqu'à nos jours produit que des résultats équivoques dans la médecine, on ne doit pas voir là une preuve de son impuissance, mais de l'insuffisance de la main qui l'a dirigée.

Une force qui rend à la vie ou qui tue est à même de faire beaucoup de bien ou de mal !

Pénétré de ces idées, j'ai entrepris, il y a treize ans, l'étude de l'électricité au point de vue de la médecine, et j'ai fait de cet agent l'objet d'expériences constantes.

J'ai poursuivi avec confiance et persévérance, guidé par la conviction de la puissance du moyen.

Un observateur qui a consacré une partie de sa vie à des recherches analogues pourra seul comprendre les difficultés que j'ai dû rencontrer durant ce laps de temps. Lui seul comprendra toutes ces lueurs illusoires d'une vérité préconçue, servant de base à un édifice qui, sous l'influence de l'examen ultérieur, a dû s'écrouler. Combien de fois n'est-on pas dévié du chemin qui mène à la vérité par une circonstance accidentelle et en apparence insignifiante qui fait errer des mois et des années entières dans un labyrinthe et finit par vous ramener douloureusement au point de départ! Combien de fois, en étudiant avec un zèle exalté le livre de la nature, ne néglige-t-on pas la page principale, où la vérité se trouve nettement et clairement écrite, pour courir après un fantôme qui satisfait les exigences de notre imagination !

Je n'offrirai présentement au lecteur que la partie expérimentale de mes recherches, en omettant autant que possible toute théorie.

Il n'y a rien de plus nuisible, selon moi, pour la science que de vouloir ajuster la pratique à la théorie.

Le Tout-Puissant peut seul envelopper l'idée abstraite par des formes pratiques convenables. L'homme ne peut et ne doit qu'étudier les relations réciproques des formes pour en déduire une idée plus ou moins générale, mais toutefois relative. S'il essaye d'atteindre l'idée abstraite, il ne fera que s'éloigner de plus en plus de la vérité.

Je commencerai par l'histoire de mes recherches, qui donnera au lecteur une idée juste de tout ce que je désire lui présenter et qui ne manquera pas de lui en faciliter l'étude.

HISTOIRE DE MA MÉTHODE.

En appliquant, il y a treize ans, l'électro-magnétisme aux mains, c'est-à-dire, en appliquant un conducteur métallique cylindrique, en rapport avec le pôle positif, à une main, et un autre conducteur analogue, en rapport avec le pôle négatif, à l'autre main, j'ai observé que *la sensation produite par l'électricité de l'appareil n'était pas de la même force dans chaque main.*

La raison de cette sensation inégale ne pouvait provenir que de l'action différente des pôles, ou de la sensibilité des mains.

Un grand nombre d'épreuves électriques que j'ai faites sous ce rapport m'ont convaincu que *c'est le pôle négatif qui produit en général une sensation plus forte que le pôle positif.*

J'ai cependant observé, en même temps, qu'outre l'inégalité de l'action des pôles, il arrive souvent qu'*une main est plus sensible que l'autre à l'égard de chacun des deux pôles*, *et que cette sensibilité plus prononcée ne dépend nullement du côté droit ou gauche du corps.*

Des épreuves analogues, *instituées aux pieds*, à l'aide des conducteurs, sous la forme de petits escabeaux métalliques, isolés, *m'ont donné les mêmes résultats.*

L'inégalité de la sensibilité produite par chacun des pôles sur une main par rapport à l'autre et sur un pied par rapport au pied opposé, dépendait évidemment de la condition de l'organisme, et aucunement du mode d'action de l'électricité de l'appareil. J'ai modifié plus tard ces expériences, en *appliquant une plaque métallique à la nuque*, point important de la colonne vertébrale, et les conducteurs mentionnés aux mains. J'ai mis la plaque de la nuque en rapport avec un pôle, et les conducteurs des mains avec l'autre pôle de l'appareil magnéto-électrique. De cette manière, les mains n'étaient constamment en relation qu'avec un seul pôle de l'appareil.

Cette modification permettait au malade de concevoir facilement l'inégalité de la sensation de chaque main, et d'en donner un compte exact.

Les expériences, répétées suffisamment entre la nuque et les mains, et entre la nuque et les pieds, ont pleinement confirmé l'aperçu antérieur, que *le pôle négatif provoque, presque sans exception, une sensation plus forte que le pôle positif;* et qu'*il arrive souvent qu'il y a inégalité dans la sensation d'une main ou d'un pied comparés à l'autre.*

Les essais m'ont aussi mené à une nouvelle découverte. J'ai observé que *la sensation produite par l'électricité était, tantôt plus intense à la nuque, tantôt plus forte aux mains ou aux pieds, malgré l'application alternative du pôle positif ou du pôle négatif.*

Il y avait des malades qui éprouvaient une plus forte sensation de chaque pôle à la nuque, tandis que chez les autres la sensation de chaque pôle se manifestait avec une plus grande intensité aux mains ou aux pieds. En appliquant un pôle à la nuque et l'autre à une main ou à un pied, *l'inégalité de la sensation se déclarait presque constamment, tantôt en faveur de la nuque, tantôt en faveur de l'extrémité.*

Dans le but de compléter ces expériences, j'ai ensuite mis en rapport, avec un pôle de l'appareil, la région lombaire de la colonne vertébrale (l'autre extrémité, analogue à la nuque, de cet organe), et j'ai appliqué l'autre pôle aux mains, ou à une main, aux pieds ou à un pied. Plus tard, j'ai fait des essais analogues entre le sommet de la tête et les extrémités, entre le creux de l'estomac et les extrémités, points sans contredit de haute importance sous le rapport anatomique et physiologique. J'ai inventé des conducteurs convenables pour ces genres d'applications : *une plaque métallique, pour la région lombaire ; une boule métallique, pour le creux de l'estomac ; une petite brosse métallique, pour le sommet de la tête.*

J'ai constamment trouvé la même chose, *sensation plus prononcée au centre, c'est-à-dire au sommet de la tête, à la région lombaire de la colonne vertébrale, au creux de l'estomac, ou sensation plus vive à l'extrémité, malgré l'application alternative des pôles.*

J'ai enfin étudié, par le même procédé, la sensation réciproque des centres à l'égard de l'électricité, et j'ai pareillement trouvé que la sensation y était presque toujours inégale. *Elle était plus prononcée au sommet de la tête qu'à la nuque, qu'à la région lombaire, ou qu'au creux de l'estomac, et vice versâ. Elle était plus intense à la nuque qu'à la région lombaire, ou qu'au creux de l'estomac, et vice versâ. Elle était plus forte à la région lombaire qu'au creux de l'estomac, et réciproquement.*

Une nouvelle découverte a aussi été le fruit de ces nombreuses expériences.

J'ai observé qu'en examinant la sensation de deux points mentionnés de l'organisme, que je nommerai *cardinaux*, on y trouve une diversité, non-seulement à l'égard de la force, mais aussi par rapport au temps de la perception. *La perception se manifeste, en général, plutôt dans un point que dans l'autre. La sensation se déclare, de préférence, plutôt dans le point où la force y est plus prononcée.*

J'ai multiplié ces observations, et j'ai définitivement trouvé que *les combinaisons, par rapport à la force de la sensation et au temps de la perception, variaient à l'infini.* Je trouvais, parfois, *une égalité complète à l'égard de la force et du temps de la perception.* J'ai aussi observé que *la force de la sensation ne concordait pas toujours avec le temps de la perception.*

Toutes ces expériences étant le produit de l'application de l'électricité sur des malades, il était plus que probable que cette variété provenait de la diversité des maladies, de leur nature et de leur siége.

J'ai tâché de résoudre cette question, qui promettait beaucoup sous le rapport diagnostique et même thérapeutique.

Le but ne pouvait être atteint que par l'analogie, que par la comparaison des maladies indubitables, quant à la nature et au siége, avec les épreuves électriques.

J'ai fait le début par des épreuves électriques instituées dans des maladies inflammatoires locales.

Le hasard a secondé mon intention. Les affections rhumatismales étaient alors, dans ma localité, à l'ordre du jour.

J'ai trouvé plusieurs malades avec un rhumatisme aigu des extrémités supérieures, sans aucune autre complication.

Cependant les épreuves électriques, instituées sur l'extrémité affectée de ces malades, n'ont nullement résolu la difficulté. Je n'avais cependant négligé aucune combinaison possible entre les centres et l'extrémité. C'était tantôt le centre qui manifestait une sensation plus prononcée, et où la perception précédait, tantôt c'était la main qui montrait ces conditions.

La comparaison même de la main saine avec la malade ne présentait, dans ces épreuves, aucune diversité notable.

L'épreuve locale était évidemment insuffisante.

Mes expériences suivantes ont vérifié cette observation. J'ai alors conçu l'idée de *faire des épreuves électriques générales* chez chaque malade.

La comparaison de toutes les épreuves spéciales entre les centres, et entre les centres et les extrémités, ainsi que la comparaison des maladies analogues, serait peut-être en état de jeter quelque lumière sur ce nouveau champ d'observations, jusqu'à présent stérile.

Un nouveau travail, plus grand, plus difficile et plus compliqué m'attendait. Il fallait multiplier les observations des maladies et les combinaisons des épreuves électriques. Éloigné d'une capitale, qui donne, par ses hôpitaux, la possibilité du choix des malades, j'étais obligé de faire mes expériences au hasard, avec toutes les maladies qui se présentaient. Il me fallait rassembler des matériaux suffisants pour en pouvoir tirer une conclusion positive. Il me fallait noter consciencieusement l'histoire de chaque malade, et toutes les combinaisons des épreuves électriques des points cardinaux.

Le nombre de ces combinaisons était notable.

Centres.

1° Le sommet de la tête et la nuque.
2° Le sommet de la tête et la région lombaire.
3° Le sommet de la tête et le creux de l'estomac.
4° La nuque et la région lombaire.

5° La nuque et le creux de l'estomac.
6° La région lombaire et le creux de l'estomac.

Centres et extrémités.

7° Le sommet de la tête et les mains.
8° Le sommet de la tête et la main droite.
9° Le sommet de la tête et la main gauche.
10° La nuque et les mains.
11° La nuque et la main droite.
12° La nuque et la main gauche.
13° La région lombaire et les mains.
14° La région lombaire et la main droite.
15° La région lombaire et la main gauche.
16° Le creux de l'estomac et les mains.
17° Le creux de l'estomac et la main droite.
18° Le creux de l'estomac et la main gauche.
19° Le sommet de la tête et les pieds.
20° Le sommet de la tête et le pied droit.
21° Le sommet de la tête et le pied gauche.
22° La nuque et les pieds.
23° La nuque et le pied droit.
24° La nuque et le pied gauche.
25° La région lombaire et les pieds.
26° La région lombaire et le pied droit.
27° La région lombaire et le pied gauche.
28° Le creux de l'estomac et les pieds.
29° Le creux de l'estomac et le pied droit.
30° Le creux de l'estomac et le pied gauche.

Chaque épreuve spéciale des deux points cardinaux exigeait l'application alternative de chaque pôle à chaque point. De cette manière, le nombre total d'épreuves s'élevait à 60.

Cette quantité d'observations, qui devait être notée, m'a convaincu de la nécessité de mettre en usage des *abréviations*, des *signes*. C'était d'autant plus nécessaire, que les notes devaient être prises pendant l'examen du malade, ce qui ne permettait pas d'employer le temps outre mesure. Les abréviations, en outre, rendaient l'aperçu spécial et total des observations plus évident et plus facile.

J'ai donc mis en usage des *lettres de l'Alphabet pour marquer chaque point cardinal.* J'ai inventé des *signes, pour exprimer toutes les variations à l'égard de la force de la sensation et du temps de la perception.* J'ai eu recours *aux chiffres, pour indiquer la diversité de l'emploi des pôles.*

La formule électrique, exprimée et représentée de cette manière en abréviations, donne dans sa totalité et dans ses parties un aperçu clair et intelligible au premier coup d'œil.

Après avoir accumulé pendant plusieurs années un nombre notable de ces formules et d'histoires des maladies correspondantes, et après les avoir comparées scrupuleusement, je n'ai aucunement trouvé ce que je cherchais et espérais.

Aucune série des maladies semblables ne présentait dans les formules électriques correspondantes une analogie palpable. Toutes ces formules ne montraient qu'une agrégation des combinaisons variées à l'infini.

Après un travail si pénible et de si longue durée, j'ai dû acquérir cette triste conviction que je me trouvais sur une voie erronée dans mes perquisitions.

L'idée cependant que cette variété des formules, dans des maladies annoncées par la science médicale comme identiques, pouvait provenir des complications, plus ou moins visibles, qui modifiaient les résultats des épreuves électriques, était encore mon unique consolation dans ce labeur.

C'est alors que j'ai tenté de nouvelles expériences avec des personnes bien portantes.

L'état physiologique ne pouvait que prometttre un résultat bien tranché et stable des formules électriques. La formule électrique de l'état physiologique, une fois découverte, serait en effet seule en état de dissiper les doutes et d'expliquer la cause de toutes ces modifications de l'état pathologique que j'avais rencontrées dans les formules.

J'ai donc fait de nombreux essais sur des personnes qui se disaient avoir été toujours bien portantes, et dont un examen médical scrupuleux certifiait l'assertion.

Je parvins, non sans difficultés, à rassembler cent cinquante formules de ce genre.

Je n'ai cependant pas trouvé deux de ces formules parfaitement semblables. Nouvelle déception, qui, après huit longues années d'un travail assidu et plein d'espoir, était, je dois le dire, cruelle !

Il y a cependant dans la conscience de l'homme une force qui est en état de contre-balancer les adversités causées par un travail quelconque et qui le pousse toujours vers ce même travail, malgré toute déception.

« Il y a au monde, dit Augustin Thierry, quelque chose » qui vaut mieux que les jouissances matérielles, mieux que » la fortune, mieux que la santé elle-même, c'est le dévoue- » ment à la science. »

Je conclus alors que l'électricité ne jouait nullement un des premiers rôles dans l'organisme, contrairement à ce que j'avais toujours supposé ; que cette force n'était ici que secondaire ; qu'elle n'était que le produit du *processus* chimique et organique, et que, malgré son efficacité que j'avais souvent éprouvée et que je mettais actuellement au compte du hasard, elle ne méritait pas l'attention qu'au point de vue médical on lui attribuait.

Nonobstant cette nouvelle conviction, je me mis de nouveau au travail, sous prétexte que mes déceptions pourraient être de quelque utilité pour la science, et pour ceux qui voudraient dans la suite tenter des expériences analogues.

Je venais de guérir, à cette époque, une fille de quatorze ans, d'une fièvre intermittente, à l'aide de l'électricité. Cette fièvre, malgré un traitement ordinaire convenable, avait déjà eu plusieurs récidives. J'ai continué l'application de l'électricité, nonobstant la guérison complète, dans la crainte d'une rechute. Malgré la conviction que les épreuves électriques n'avaient aucune valeur réelle, je ne discontinuais cependant pas leur usage. Était-ce par instinct ou par habitude, je n'en sais rien.

En notant ces épreuves électriques durant dix jours, quel fut mon étonnement en apercevant que toutes ces dix formules étaient identiques !

Les épreuves électriques spéciales des centres, des extrémités et des centres, dans toutes leur soixante combinaisons, étaient tout à fait les mêmes, un jour comme l'autre.

Une analogie si parfaite pendant dix jours, chez une personne alors tout à fait bien portante, ne pouvait être fortuite, et c'est alors que j'ai supposé la possibilité d'une formule électrique physiologique.

Pour être sûr de ce fait si important pour moi, j'ai institué des épreuves électriques chez cette fille bien portante pendant une année entière. Je me suis strictement borné aux épreuves, sans avoir recours à aucun genre d'applications.

« Les expériences ont enfin pleinement confirmé ma » supposition. *J'avais trouvé la formule électrique physio-* » *logique de l'organisme humain.* » Telle était alors ma conviction.

J'ai trouvé chez cette fille qu'en faisant les épreuves électriques entre tous les points cardinaux, c'est-à-dire entre le sommet de la tête, la région cervicale de la colonne vertébrale (la nuque), la région lombaire de la colonne vertébrale, le creux de l'estomac, les mains et chaque main, les pieds et chaque pied, *le sommet de la tête examiné séparément avec chacun de ces points est constamment plus sensible par rapport à la force de la sensation et au temps de la perception; que la sensation se déclare toujours plus tôt et qu'elle est plus forte dans le point plus rapproché du sommet de la tête.*

La *préséance*, pour ainsi dire, des points cardinaux à l'égard du temps de la perception et de la force de la sensation, présente de cette manière la gradation suivante :

1° Le sommet de la tête.

2° La région cervicale.

3° La région lombaire.

4° Le creux de l'estomac.

5° La main.

6° Le pied.

Les mains et les pieds présentent en outre une sensation égale des deux côtés par rapport au temps et à la force.

Après ces dix épreuves identiques, la jeune fille se refroidit et gagna un rhume insignifiant.

L'épreuve électrique, que j'ai instituée après ce refroidissement, n'a pas manqué de présenter quelques aberrations dans la formule que j'avais dix fois trouvée la même.

Après quelques jours de régime convenable, le rhume a disparu et les formules instituées ensuite, en démontrant une diminution successive de ces aberrations, sont finalement revenues à l'état primitif qui avait lieu avant le refroidissement.

En somme, durant cette année d'épreuves, la moindre déviation du régime diététique provoquée soit par un refroidissement, soit par une cause gastrique, soit même par un chagrin, a instantanément reproduit des aberrations dans la formule primitive, qui n'ont pas manqué de disparaître à la réapparition de la santé.

Les expériences avec cette jeune fille ont naturellement dû changer mon opinion peu favorable à l'égard de l'électricité.

Il était évident que les cent cinquante personnes soi-disant bien portantes sur lesquelles j'avais expérimenté, ne jouissaient aucunement d'une santé parfaite. La santé n'était que relative et plus ou moins rapprochée de l'état physiologique.

Les résultats si variés de leurs épreuves étaient par conséquent expliqués.

Après avoir découvert la formule électrique de l'état physiologique du corps humain, il m'était aussi facile de reconnaître toutes les déviations de l'état normal.

C'est par cette voie que je suis parvenu à l'appréciation de la *formule pathologique.*

Mes recherches, jusqu'alors de nature passive, étaient sur le point de pouvoir devenir actives.

Il me fallait résoudre avant tout la question suivante : Peut-on changer la formule électrique pathologique en formule électrique physiologique, à l'aide de l'électricité, et par quels procédés, si cela est possible, peut-on atteindre ce but ?

J'ai entrepris sous ce rapport de nouvelles et nombreuses perquisitions.

J'instituais, avant et après chaque application de l'électricité chez mes malades, des épreuves électriques, qui me donnaient deux formules.

Les deux formules, comparées avec la formule physiologique connue, me montraient le résultat de telle ou telle application.

J'ai de cette manière vérifié toutes les méthodes de mes prédécesseurs à l'égard de l'électricité.

J'ai appliqué l'électricité statique, galvanique, galvano-électrique, magnéto-électrique, l'aimant.

Toutes ces perquisitions ne m'ont mené *à aucun résultat certain et favorable.*

J'ai acquis en outre la conviction que *l'application locale de l'électricité n'était satisfaisante que par exception ;* que *l'application générale de cette force est, sans exception, efficace ;* qu'*en agissant généralement, on produit aussi un effet local sur chaque partie plus ou moins accessible de l'organisme.*

Ce ne serait que fatiguer et ennuyer le lecteur que de

vouloir lui exposer, même en résumé, toutes les manières et toutes les nuances de l'application de l'électricité que j'ai pratiquées dans l'espace des cinq dernières années.

Il n'y a à coup sûr aucune combinaison possible que je n'aie essayée par rapport aux différentes espèces de l'électricité, par rapport aux pôles, aux huit points cardinaux, au mode de la sensation, quant à la force et au temps de la perception, et par rapport au genre de l'affection du malade.

Toutes ces combinaisons, si variées et si nombreuses, ont dû être finalement répétées autant de fois et aussi longtemps qu'un doute quelconque l'exigeait.

Je suis donc enfin parvenu, après cinq années d'expériences, à cette conclusion : que dans tous les genres de maladies que j'ai rencontrées, aiguës ou chroniques, universelles ou locales, ainsi que dans toutes les combinaisons des épreuves électriques, l'application suivante de l'électricité, sous quelle forme que ce soit, était la plus efficace.

« *Il faut appliquer un pôle au sommet de la tête et au* » *creux de l'estomac* (représentants des deux systèmes » nerveux), *l'autre pôle aux quatre extrémités du corps,* » *et il faut changer alternativement les pôles à chaque* » *séance électrique.* »

En appliquant de cette manière l'électricité à l'organisme humain, *la formule pathologique des maladies curables, en se rapprochant graduellement de la formule physiologique, devient finalement identique avec cette dernière formule; tandis que l'état de la santé du malade, en s'améliorant progressivement, ne laisse rien à désirer, à l apparition de la formule physiologique électrique.*

Après avoir constaté par de nombreuses guérisons la vérité de cette découverte, un nouveau cas imprévu ébranla jusqu'au fond l'édifice de mes perquisitions.

Je traitais, d'après ma méthode, une prosopalgie. La guérison se réalisait graduellement. Les accès, qui avaient lieu deux fois par jour, ne se manifestaient que tous les trois jours et sous une forme beaucoup moins douloureuse. La formule pathologique électrique fut enfin remplacée par la formule physiologique, malgré l'état du malade, qui n'était pas encore satisfaisant.

Il était donc évident que *la formule, que je croyais physiologique, ne l'était qu'en apparence,* qu'*elle n'était du moins pas libre d'exception.*

Encore une déception !

J'entrepris alors de nouvelles épreuves électriques avec la tête, qui était le siége de l'affection chez mon malade. J'ai examiné les points principaux de cet organe accessibles à l'exploration, *les trois branches du nerf trijumeau et le nerf facial, après avoir imaginé des conducteurs convenables.*

Ces épreuves m'ont bientôt démontré que les points cités étaient sous l'influence de la même loi que j'avais découverte, que *la force de la sensation et le temps de la perception électrique décroissaient dans la proportion de l'éloignement de ces points du sommet de la tête.*

Voici la gradation de tous les points que je venais d'examiner : sommet de la tête ; première branche, seconde branche, troisième branche du nerf trijumeau ; nerf facial ; région cervicale, région lombaire de la colonne vertébrale ; creux de l'estomac ; main, pied.

J'ai aussi trouvé les mêmes résultats de l'épreuve électrique chez mon malade; mais il y avait inégalité de la force de la sensation et du temps de la perception électriques de deux côtés de la première et de la seconde branche du nerf trijumeau. C'était du côté gauche que la sensibilité était diminuée et plus tardive, côté qui était le siége de la douleur.

Après la découverte de cette anomalie, j'ai continué l'administration de l'électricité, d'après ma méthode tant de fois mentionnée.

L'inégalité de la sensation des deux premières branches du nerf trijumeau n'a pas manqué à disparaître après la cinquième application, et c'est alors que le malade a aussi été quitte pour toujours de ses souffrances.

Cette circonstance m'a obligé d'*encadrer les nouveaux points de la tête dans la formule physiologique électrique, et d'adopter de nouvelles lettres de l'Alphabet comme abréviations, pour les trois branches du nerf trijumeau et pour le nerf facial.*

En appliquant enfin, l'année dernière, l'électricité chez une fille de dix-neuf ans, contre une affection spasmodique de la matrice, qui se déclarait pendant chaque menstruation, j'ai observé que, malgré la réalisation de la formule physiologique, sans en excepter les points mentionnés de la tête, les crampes, quoique très légères, ne cessaient d'apparaître à chaque menstruation.

Voyant que la dernière formule physiologique n'était pas suffisante dans les maladies de la matrice, dont j'avais un exemple, j'ai eu recours à de nouvelles épreuves. Ne voulant et ne pouvant instituer ces épreuves sur la matrice même, j'ai dirigé mes expériences *sur les mamelles*, qui sont dans une connexion si intime avec cet organe. *J'ai imaginé dans ce but des conducteurs convenables.*

J'ai trouvé que *la sensibilité des mamelles, dans la formule physiologique électrique, a sa place entre le creux de l'estomac et les mains.*

Voici finalement la gradation des points de l'organisme humain dans la formule physiologique électrique, à l'égard de la force de la sensation et du temps de la perception :

1° Sommet de la tête.

2° Première branche du nerf trijumeau.

3° Seconde branche du nerf trijumeau.

4° Troisième branche du nerf trijumeau.

5° Nerf facial.

6° Région cervicale de la colonne vertébrale.

7° Région lombaire de la colonne vertébrale.

8° Creux de l'estomac.

9° Mamelle.

10° Main.

11° Pied.

J'ai aussi adopté des lettres de l'alphabet pour les mamelles comme abréviations.

Après avoir reconnu la signification des mamelles dans la formule physiologique électrique, j'ai trouvé une anomalie palpable chez ma malade. Ces organes étaient plus sensibles et plus tôt sensibles que le creux de l'estomac.

Cette anomalie, ainsi que l'affection spasmodique, ont totalement disparu après quelques applications de l'électricité d'après ma méthode.

Toutes ces observations, ainsi que les suivantes, m'ont convaincu que *la formule physiologique électrique que j'avais inventée et complétée, n'était pas suffisante. La santé est en général rétablie après la réalisation de cette formule. On y rencontre cependant, quoique très rarement, des exceptions.*

Persuadé que chaque exception, comme négation, est un obstacle dans la recherche de la vérité, laquelle ne peut être que positive, et pénétré de la valeur des paroles de De Candolle, « qu'il n'y a pas de succès possible sans » beaucoup de travail et une grande persévérance de vo- » lonté, » j'ai poursuivi mon travail.

J'avais déjà observé qu'en appliquant l'électricité d'après ma méthode (un pôle au sommet de la tête et au creux de l'estomac, l'autre pôle aux extrémités), il y avait des malades qui, malgré la réalisation de la formule physiologique, éprouvaient une plus forte sensation au creux de l'estomac qu'au sommet de la tête. Cependant l'épreuve électrique spéciale, instituée entre le sommet de la tête et le creux de l'estomac, manifestait constamment chez ces mêmes malades une sensation plus prononcée au sommet de la tête qu'au creux de l'estomac. C'était évidemment une contradition. *L'épreuve spéciale entre deux points de l'organisme ne concordait pas avec l'épreuve collective de plusieurs points.*

Mes observations précédentes n'étaient constamment basées que sur des épreuves spéciales de deux points du corps.

Je n'avais pas essayé jusqu'à présent de faire des épreuves électriques collectives sur plusieurs points à la fois.

J'ai donc changé la voie de mes perquisitions par rapport aux épreuves électriques.

J'ai imaginé l'épreuve collective suivante : *j'ai appliqué un pôle au quatre centres* (sommet de la tête, région cervicale, région lombaire, creux de l'estomac), *et l'autre pôle aux quatre extrémités* (mains et pieds).

C'est, comme on voit, une épreuve collective avec tous les points cardinaux à la fois. La totalité du fluide électrique y est distribuée en parties égales entre les centres et les extrémités. Un pôle est en relation avec les centres, et l'autre avec les extrémités. Chaque point cardinal est sous l'influence de la même quantité d'électricité.

J'ai bientôt remarqué qu'en mettant en usage cette épreuve collective, le sommet de la tête n'était pas toujours le plus et le plus tôt sensible à l'égard des autres centres; que la région cervicale ne l'était pas par rapport à la région lombaire et au creux de l'estomac, non plus que la région lombaire à l'égard du creux de l'estomac; que ce dernier ne l'était pas toujours par rapport aux extrémités, et que les pieds manifestaient quelquefois un surcroît de sensibilité comparativement aux mains, — malgré la présence de la formule soi-disant physiologique.

Ces épreuves électriques collectives présentaient aussi beaucoup des variations anomales qui, au début du traitement électrique, étaient les plus nombreuses.

En appliquant l'électricité d'après ma méthode tant de fois mentionnée, ces anomalies diminuaient en proportion de l'amélioration de la santé et de la formule pathologique électrique; et à l'apparition de la formule soi-disant physiologique, il n'en existait plus qu'un très petit nombre, ou même il n'y en avait plus du tout.

Le reste de ces anomalies disparaissait successivement lorsque l'on avait suffisamment répété ladite application, de manière que l'épreuve électrique collective manifestait finalement, sous le rapport de la force de la sensation et du temps de la perception, la gradation suivante :

1° Sommet de la tête.
2° Région cervicale.
3° Région lombaire.
4° Creux de l'estomac.
5° Mains.
6° Pieds.

Quand l'épreuve électrique collective présentait cette gradation, la formule soi-disant physiologique était complétement réalisée et la santé du malade était parfaite.

Toutes les expériences ultérieures ont pleinement confirmé cette découverte.

Il est clair que l'épreuve collective de tous les points cardinaux doit avoir une autre signification que l'épreuve qui n'a pour but que l'examen de deux de ces points. La dernière ne présente que *la relation qualitative* de leur sensation. Elle ne démontre que le siége de la prépondérance par rapport à la force de la sensation et au temps de la perception. Elle ne montre aucunement le degré de cette prépondérance.

L'épreuve électrique collective au contraire, en indiquant *le rapport qualitatif, montre aussi le rapport quantitatif* de la force de la sensation et du temps de la perception, des huit points cardinaux examinés simultanément.

Cette épreuve, exécutée de cette manière, démontre en effet qu'à l'état physiologique de l'organisme humain, le sommet de la tête qui est influencé par la même quantité d'électricité que chaque autre point cardinal, possède une sensibilité quantitative six fois plus grande que les pieds, cinq fois plus grande que les mains, quatre fois plus grande que le creux de l'estomac, trois fois plus grande que la région lombaire de la colonne vertébrale, deux fois plus grande que la région cervicale de la colonne vertébrale.

Sous ce point de vue, si la sensibilité du sommet de la tête est représentée par le nombre 6, la région cervicale sera = 5; la région lombaire = 4; le creux de l'estomac = 3; les mains = 2; les pieds = 1.

Ces expériences prouvent que *l'état physiologique de l'organisme humain ne peut être représenté que par une formule qui indique les relations qualitatives et quantitatives des points cardinaux, à l'égard de la sensation produite par l'électricité d'un appareil magnéto-électrique.*

Cette formule ne peut être réalisée que *par l'épreuve électrique collective citée.*

La formule physiologique qualitative préalablement découverte, malgré son mérite scientifique, ne peut jouer qu'un rôle secondaire, et doit donc finalement être remplacée par cette dernière formule.

En résumant tout ce que j'ai exposé dans ce récit, je peux déclarer :

1° Qu'en mettant en relation avec un pôle d'un appareil magnéto-électrique, à l'aide de conducteurs convenables, le sommet de la tête, la région cervicale de la colonne vertébrale, la région lombaire de la colonne vertébrale et le creux de l'estomac; — et avec l'autre pôle, les extrémités supérieures et inférieures du corps humain; — si la sensation produite par l'électricité de l'appareil présente, par rapport à la force et au temps de la perception, la progression suivante :

1° Sommet de la tête,

2° Région cervicale,

3° Région lombaire,

4° Creux de l'estomac,

5° Mains,

6° Pieds;

et si cette sensation est égale dans les deux extrémités correspondantes, les résultats de cette épreuve présentent la formule physiologique électrique, et l'état de la santé de l'organisme de l'homme examiné est normal;

2° Que toutes les déviations de l'état physiologique de l'organisme humain, découvertes à l'aide de l'épreuve électrique indiquée, peuvent être normalisées dans toutes les maladies curables, en mettant le sommet de la tête et le creux de l'estomac en relation avec un pôle d'un appareil électrique quelconque ou d'un aimant, et les extrémités avec l'autre pôle de l'appareil ou de l'aimant, et en changeant les pôles à chaque séance successive.

Qu'il me soit permis de conclure ce récit par une citation de Biot : « *Dans les sciences, il n'y a rien de plus* » *simple que ce qui a été inventé hier, mais rien de plus* » *difficile que ce qui sera inventé demain.* »

APPAREILS
ÉLECTRIQUES ET MAGNÉTIQUES

CONDUCTEURS DE L'ÉLECTRICITÉ, ET LEUR MODE D'APPLICATION.

Il serait superflu de donner une description détaillée des appareils électriques et magnétiques. On la trouve dans tous les traités de Physique.

Aussi n'en donnerai-je qu'une idée générale, qu'une esquisse indispensable pour faire comprendre les procédés de leur application.

MACHINE ÉLECTRIQUE.

La machine électrique proprement dite produit de l'électricité statique, qui est positive dans le conducteur et négative dans le coussinet, ou le frottoir.

Pour établir une polarité, un courant, ce qui est une condition essentielle dans ma méthode, je me sers de cette machine, en mettant constamment le corps humain en relation convenable avec le conducteur et le coussinet de la machine, d'après les procédés que j'expliquerai plus bas.

Cette machine peut être employée avec succès dans le traitement des maladies en général; mais elle n'est pas bonne pour les épreuves qui ont pour but de constater l'état physiologique et pathologique du corps humain.

Elle est, en outre, incommode, difficile à transporter,

fragile et d'une force variable, influencée par l'état de l'air atmosphérique et ses fluctuations.

APPAREIL GALVANIQUE ET GALVANO-ÉLECTRIQUE.

Ces appareils, basés sur la production de l'électricité par le galvanisme, le galvanisme et l'induction, d'une construction variée, peuvent être appliqués avec succès comme moyen curatif, mais ils ne peuvent être mis en usage dans les épreuves électriques mentionnées. Leur force, qui dépend en général de l'action chimique, n'est pas constante.

Ils ne sont, en outre, ni commodes, ni solides, ni faciles à transporter.

AIMANT ET ÉLECTRO-AIMANT.

La forme de fer à cheval est la plus convenable par rapport à l'application.

L'aimant et l'électro-aimant doivent avoir une force suffisante pour produire un effet distinct.

L'aimant dont je me suis constamment servi, est composé de cinq lames, et a une force attractive équivalente à 10 kilogrammes.

Mon électro-aimant a la force de 50 kilogrammes.

L'aimant et l'électro-aimant ne peuvent être employés pour les épreuves physiologiques et pathologiques.

La force de l'aimant est plus ou moins constante.

Celle de l'électro-aimant dépend de la pile voltaïque.

Elle est, par conséquent, sujette à des variations plus ou moins sensibles.

L'aimant et l'électro-aimant peuvent être appliqués avec succès chez les personnes nerveuses, à cause de leur action peu prononcée.

APPAREIL MAGNÉTO-ÉLECTRIQUE.

Cet appareil, qui produit des courants électriques à l'aide de l'aimant, et qui peut avoir des pôles constants, est le plus convenable pour l'application de l'électricité au corps humain.

Sa force, qui dépend de l'aimant, n'est pas influencée par l'air atmosphérique. Elle est, sous ce rapport, presque toujours la même. Elle peut aussi être modifiée à volonté.

Ces appareils, de nouvelle construction, sont, en outre, solides et faciles à transporter.

Ce sont les seuls à l'aide desquels on peut instituer les épreuves électro-magnétiques, afin de constater l'état physiologique et pathologique de l'organisme humain, et les progrès de la cure.

Tous les appareils magnéto-électriques ne sont cependant pas bons à cet usage.

La condition essentielle de leur bonté consiste dans la polarité parfaite des pôles, dans la constance des courants électriques.

L'épreuve chimique est le meilleur moyen pour reconnaître cette distinction polaire, dans tous les appareils magnéto et galvano-électriques.

On fixe dans ce but, à chaque pôle de l'appareil, un fil de platine par un bout, tandis que l'on place les autres extrémités de ces fils à une distance de 2, 3 lignes l'une de l'autre, sur un morceau de papier blanc humecté d'une solution d'iodure de potassium : iodure de potassium, 1,30 gr.; eau distillée, 30 gr.

Après avoir mis l'appareil en action, on remarque bientôt une petite tache brune sur le papier, sous l'extrémité d'un des fils de platine. C'est le résultat connu de la décomposition de l'iodure de potassium.

La tache brune est du côté du pôle positif. L'extrémité de l'autre pôle, c'est-à-dire du fil correspondant au pôle négatif, ne produit aucune tache.

Si on la trouve à chaque extrémité des fils, la polarité électrique n'est pas constante ; la direction des courants est variable, et l'appareil ne peut être employé pour les épreuves électro-magnétiques mentionnées.

Un des meilleurs appareils magnéto-électriques est, sans contredit, celui du docteur Petrina, jadis professeur de physique à l'Université de Prague.

La description détaillée de cet appareil est insérée dans le journal médical de Prague : *Vierteljahrschrift für die praktische Helkunde*, 1848, Band IV.

Cet appareil présente tous les avantages que j'ai mentionnés, par rapport à la distinction marquée des pôles et à la possibilité de modifier à volonté la force à chaque instant.

Il est solidement construit, et peut être transporté sans difficulté.

Quant à l'usage de tous les appareils en général, ils doivent être, avant tout, maintenus dans la plus grande propreté, tant pour leur conservation que pour l'efficacité de leur action.

Il faut, dans ce but, éloigner, avant leur application, toute impureté produite par le frottement du métal avec l'huile, ou par les acides. Il faut introduire un peu d'huile d'olive, qui est la substance grasse préférable, dans toutes les parties de l'appareil où les frottements ont lieu. Il ne faut pas négliger de remplacer les solutions des acides affaiblies par l'action de la pile, par une autre solution convenable.

Il est aussi nécessaire de démonter de temps en temps les appareils, pour nettoyer les parties séparément et rétablir la force des aimants qui auraient été affaiblis par l'usage. Il faut avoir, dans ce but, un aimant d'une force convenable, et en savoir faire usage.

Il est enfin indispensable de modifier la force de ces appareils, d'après la sensibilité des personnes chez lesquelles ils doivent être appliqués.

Leur application ne doit jamais être douloureuse.

La force peut être modifiée à volonté, dans les machines électriques proprement dites, par la rotation de la manivelle, plus ou moins accélérée ; dans les appareils magnéto-électriques, par la rotation de la manivelle et par la pression du ressort en acier adapté à la machine de Petrina ; dans les appareils galvaniques, galvano-électriques et dans l'électro-aimant, par la dimension plus ou moins grande des éléments galvaniques et par l'intensité de l'acide ; dans les aimants, par l'usage d'un aimant d'une force convenable.

CONDUCTEURS ÉLECTRIQUES.

Pour mettre le corps humain en rapport avec les appareils cités, j'ai recours à des fils métalliques conducteurs, dont une extrémité communique avec des conducteurs métalliques proprement dits, qui sont en contact intime avec les parties de l'organisme où l'électricité doit être dirigée, et dont l'autre extrémité est fixée aux pôles de la machine qui produit l'électricité ou le magnétisme.

J'ai adapté, à cet effet, aux pôles de chaque appareil, des anneaux métalliques, auxquels j'attache les extrémités des fils conducteurs, à l'aide de petits crochets dont ils sont munis.

Il m'est possible d'interrompre de cette manière à volonté le courant électrique, en détachant le crochet du fil conducteur que je veux mettre hors d'action.

Les anneaux métalliques sont fixés à demeure au conducteur et au coussinet de la machine électrique et à chaque pôle des appareils galvaniques, galvano-électriques et magnéto-électriques.

Ils ont la forme représentée dans le dessin qui suit :

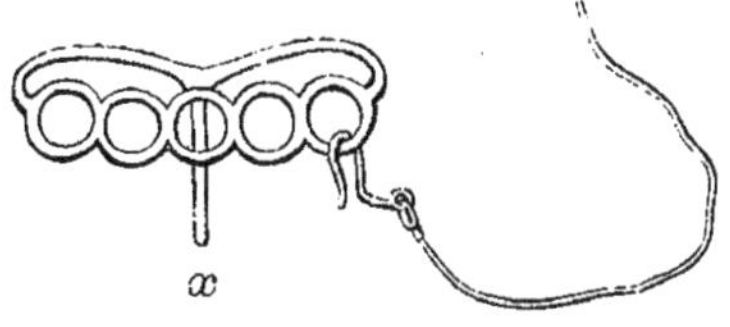

Fig. 1.

C'est l'extrémité x de ce petit appareil qui doit être fixée d'une manière quelconque à chaque pôle de la machine, qui produit l'électricité.

A la place d'un anneau, qui, à la rigueur, pourrait suffire, j'en ai fait construire plusieurs pour en faciliter l'usage.

Quant aux aimants et électro-aimants, j'ai adapté à leurs pôles des dés métalliques creux munis d'anneaux. Les dés sont en contact intime avec les pôles de l'aimant, comme le dessin le démontre.

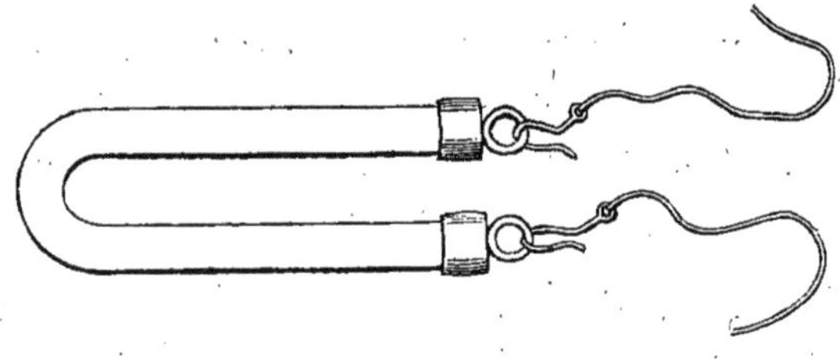

FIG. 2.

CONDUCTEURS PROPREMENT DITS.

Le but de ces conducteurs est de mettre différentes parties de l'organisme en relation intime avec l'électricité des appareils électriques ou avec l'aimant.

Voici les parties du corps humain où j'applique ces conducteurs :

1° Le sommet de la tête,

2° La région cervicale de la colonne vertébrale,

3° La région lombaire de la colonne vertébrale,

4° La région épigastrique (le creux de l'estomac),

5° Les régions sus-orbitaires (branche première du nerf trijumeau,

6° Les régions sous-orbitaires (branche deuxième du nerf trijumeau),

7° Les régions mentonnières (branche troisième du nerf trijumeau);

8° Les régions rétro-auriculaires (nerf facial),
9° Les mamelles,
10° Les paumes des mains avec les doigts,
11° Les plantes des pieds avec les doigts.

1° Conducteur de la tête (du sommet de la tête).

Je me sers ici d'une de ces brosses métalliques que l'on emploie dans les fabriques de draps (cardes).

Ces brosses sont construites, comme on le sait, d'un cuir solide percé par des fils de fer délicats, dont les pointes présentent un plan uni d'un côté du cuir, tandis que les fils métalliques en traversant le cuir sont aplatis et offrent, en raison de leur nombre, une surface presque métallique du côté opposé.

Afin de donner une solidité convenable à cette brosse, qui est flexible, et pour y fixer le fil conducteur, j'applique sur la surface opposée aux pointes métalliques une plaque de métal correspondante, munie au centre d'un petit anneau pour y attacher le crochet du fil conducteur.

Cette plaque, qui est ainsi en contact métallique avec les fils de la brosse, conduit parfaitement l'électricité de la machine au cuir chevelu du sommet de la tête, où la brosse est appliquée.

On fixe ce conducteur, qui a 5 centimètres de longueur et 2 centimètres et demi de largeur, au sommet de la tête, à l'aide d'une bande de cuir munie d'une boucle, comme le dessin l'indique.

On peut aussi mettre en usage une petite éponge de la

même grandeur, imbibée suffisamment d'eau, que l'on adapte à la plaque métallique citée.

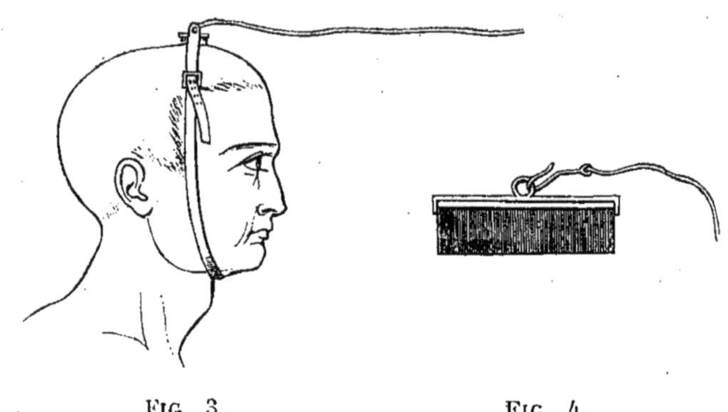

FIG. 3. FIG. 4.

2° Conducteur cervical.

C'est une plaque métallique, longue de 15 centimètres, large de 3 centimètres, avec un anneau au centre de l'une des deux surfaces, pour y fixer le crochet du fil conducteur.

Je l'applique à la région cervicale, à la nuque, jusqu'à la région des premières vertèbres dorsales.

Cette plaque est courbée de manière à pouvoir être mise en contact intime avec la région mentionnée, qui présente une proéminence plus ou moins marquée, à cause de la septième vertèbre cervicale.

Les extrémités de cette plaque sont un peu relevées en dehors pour prévenir une pression et une action électrique douloureuse.

Je fixe cette plaque à la région mentionnée, en la couvrant d'un coussinet élastique, pour y exercer une compression convenable, et en l'attachant au moyen d'un mouchoir de soie.

En mettant le milieu du mouchoir, plié comme une cravate, sur le coussinet posé sur la plaque, je noue les bouts dans la région de l'omoplate droite, après les avoir conduits sous les aisselles.

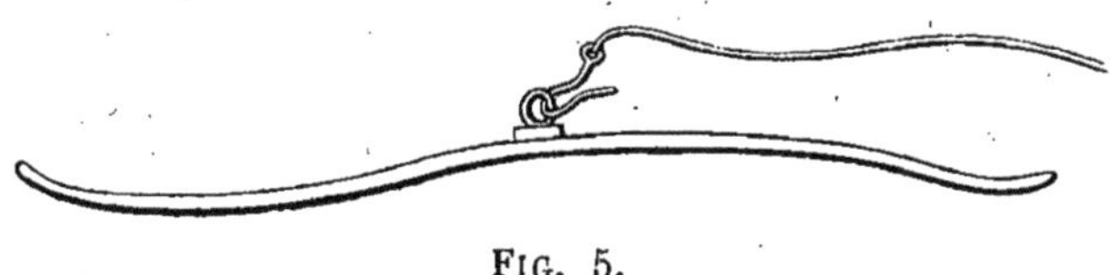

Fig. 5.

3° Conducteur lombaire.

Ce conducteur est représenté par une plaque métallique longue de 17 centimètres et large de 3 centimètres, avec un anneau, comme la précédente.

Je l'applique à la région lombaire et la maintiens au moyen d'un coussinet élastique et d'un mouchoir de soie plié convenablement et dont je noue les bouts au-dessous du creux de l'estomac.

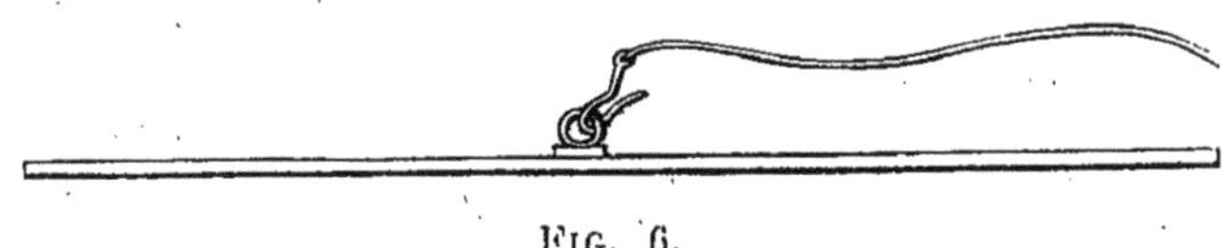

Fig. 6.

4° Conducteur épigastrique.

Je me sers pour cette région d'une boule métallique creuse avec un goulot muni d'un anneau pour le crochet du fil conducteur.

Le diamètre de la boule a 2 centimètres 1/2; le goulot, qui a la forme d'un tuyau, a 3 centimètres de longueur.

J'attache ce conducteur au creux de l'estomac à l'aide d'un foulard, dont je noue les bouts sur la région lombaire opposée.

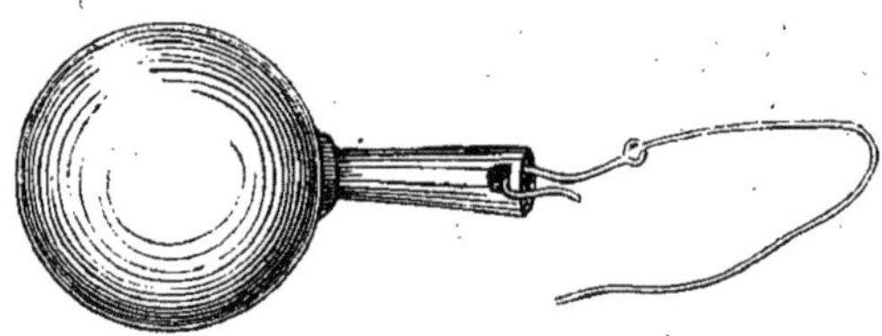

FIG. 7.

5°, 6°, 7° Conducteurs des régions sus-orbitaires, sous-orbitaires et mentonnières.

Ces conducteurs, qui doivent être doubles, sont composés d'une plaque ronde de 3 centimètres de diamètre et de deux anneaux superposés perpendiculairement l'un sur l'autre, comme le dessin le montre.

L'anneau supérieur rond est destiné au crochet du fil conducteur. L'anneau inférieur quadrangulaire, doit livrer passage à un bandeau de cuir garni d'une boucle, qui sert à fixer la plaque ronde à la région correspondante des trois branches du nerf trijumeau.

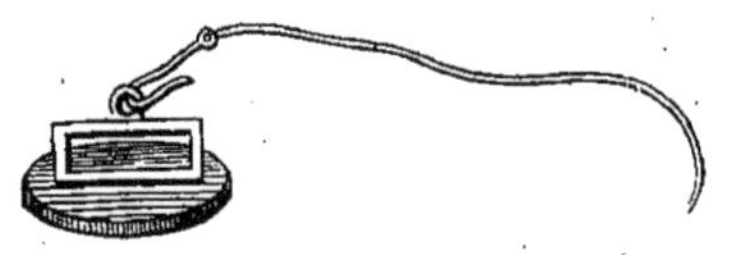

FIG. 8.

8° Conducteurs rétro-auriculaires.

Ce conducteur, qui est aussi double, a la forme du conducteur épigastrique, mais d'une plus petite dimension.

Le diamètre de la boule a 2 centimètres 1/2, la manche 3 centimètres de longueur.

Je l'attache derrière le lobe de l'oreille, à la région correspondante du nerf occipito-auriculaire, branche du nerf facial, au moyen d'une bande de cuir percée de manière à pouvoir y faire passer le petit goulot avec l'anneau. La bande est munie d'une boucle.

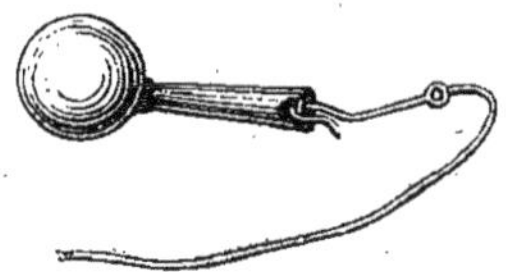

FIG. 9.

Une seule bande suffit pour fixer d'un côté de la tête les conducteurs des régions sus-orbitaire et rétro-auriculaire, et une autre pour attacher les conducteurs de la région sous-orbitaire et mentonnière. En voici les dessins :

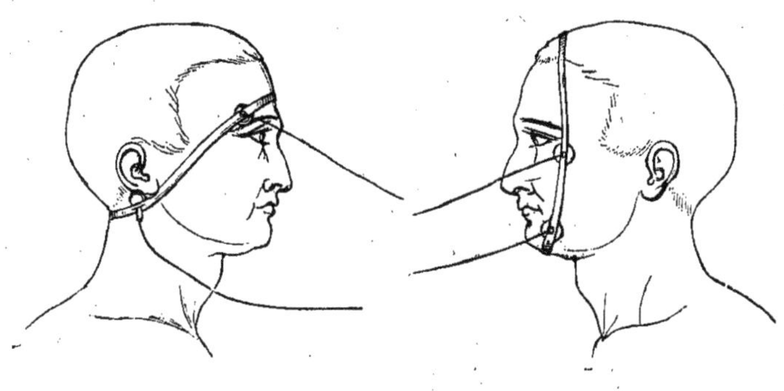

FIG. 10.

La figure suivante montre l'application de tous les

conducteurs de la tête du côté gauche et de celui du sommet de la tête.

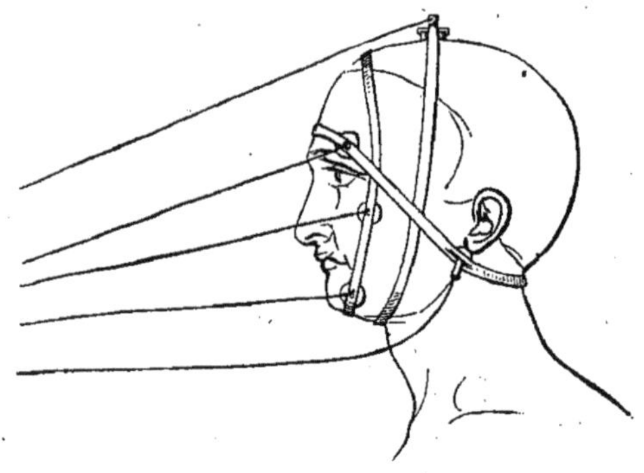

FIG. 11.

9° Conducteurs pour les mamelles.

Les conducteurs métalliques pour ces organes, d'une forme demi-sphéroïde (10 centimètres en diamètre), convenablement concaves, sont munis d'anneaux au centre de leur convexité, pour y fixer les crochets des fils conducteurs.

Le dessin montre leur forme.

Je fixe ces conducteurs séparément à l'aide d'un bandeau élastique que j'affermis sur le dos par une boucle.

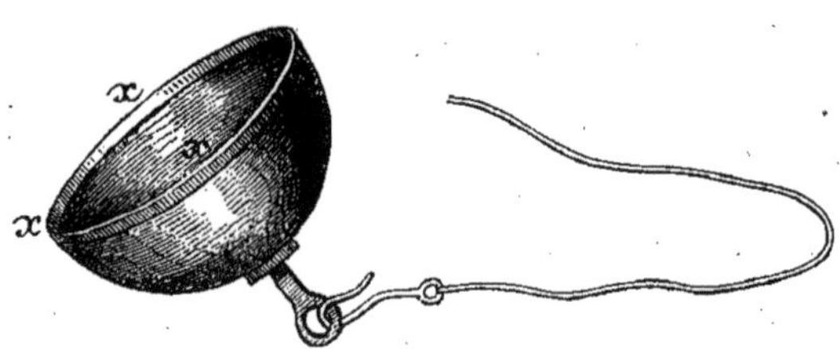

FIG. 12.

Le bord *xxx* doit être couvert de taffetas, ou d'un autre mauvais conducteur, afin de l'isoler de l'action électrique, qui serait ici superflue et même nuisible.

10° Conducteurs pour les mains.

J'ai recours aux conducteurs métalliques cylindriques, dont on se sert usuellement pour les mains, et à l'une des extrémités desquels j'ajoute un anneau pour le crochet du fil conducteur.

Les conducteurs, car il est évident qu'il en faut deux, sont destinés à conduire l'électricité sur la paume et la surface interne des doigts.

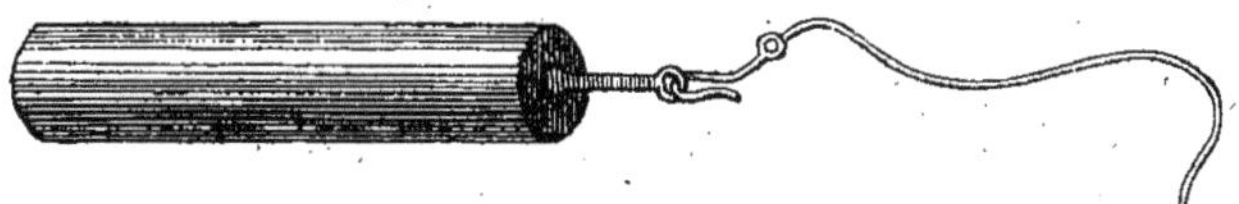

Fig. 13.

11° Conducteurs pour les pieds.

Le conducteur double, qui représente un petit escabeau, est composé d'une plaque métallique quadrangulaire, ou ovale, solide, de la largeur de 11 et de la longueur de 30 centimètres, supportée par quatre petits pieds de verre de 4 centimètres.

La plaque est munie d'un anneau, pour le crochet du fil conducteur.

Cette plaque est destinée à recevoir le pied ; on dirige

l'électricité sur la plante et la surface correspondante des doigts.

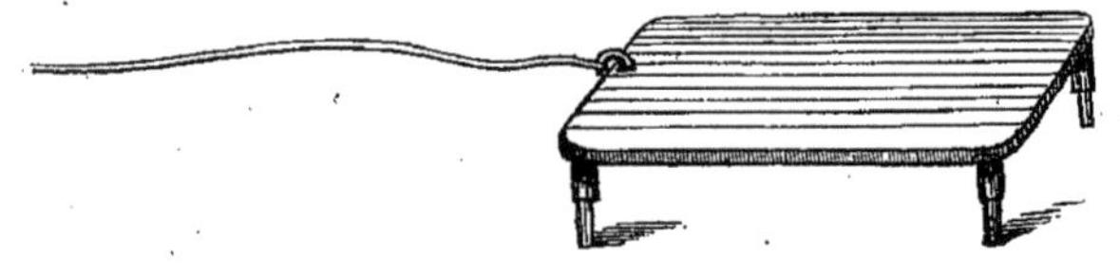

Fig. 14.

Tous les conducteurs que je viens de décrire sont de laiton argenté, afin de prévenir l'oxydation que la transpiration produit facilement.

FILS CONDUCTEURS.

Ce sont des fils de cuivre de moyenne grosseur, contournés en spirale, enveloppés de soie dans toute leur longueur. Les spires sont en contact et forment un tuyau de 3 millimètres de diamètre. Les extrémités de ces fils sont terminées en petits renflements métalliques munis de petits crochets, pour les mettre en communication avec les pôles des appareils électriques ou de l'aimant, d'une part, et de l'autre avec les conducteurs mentionnés qui sont en contact avec les parties de l'organisme humain, que je viens de citer.

Pour prévenir la détérioration des spires par l'usage, j'introduis ces fils dans un tuyau de soie. Les extrémités de ces tuyaux sont solidement fixées sur les renflements qui terminent les fils conducteurs.

Les fils conducteurs spirales se laissent plier de toute

manière sans se rompre, et sont parfaitement isolés, à cause de leur double enveloppe de soie.

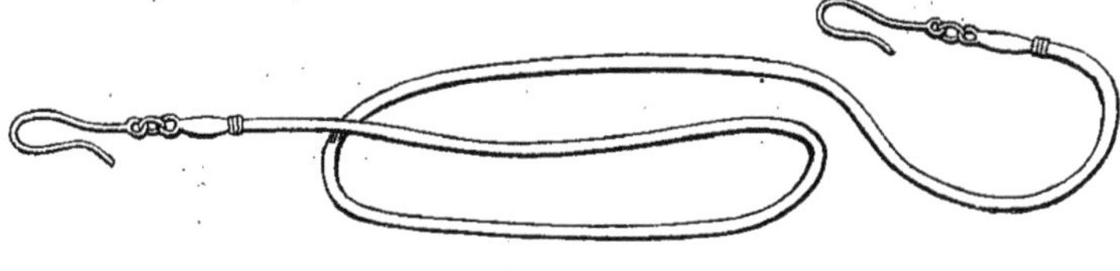

Fig. 15.

Afin de simplifier la construction des fils conducteurs destinés aux conducteurs doubles, c'est-à-dire aux conducteurs des régions sus-orbitaires, sous-orbitaires, mentonnières, des mamelles, des mains et des pieds, je me sers pour chacune de ces parties doubles d'un seul fil conducteur à la place de deux.

Une extrémité de ce fil se termine en deux bouts garnis séparément d'un crochet qui est destiné à chaque conducteur correspondant double, comme la figure suivante le montre.

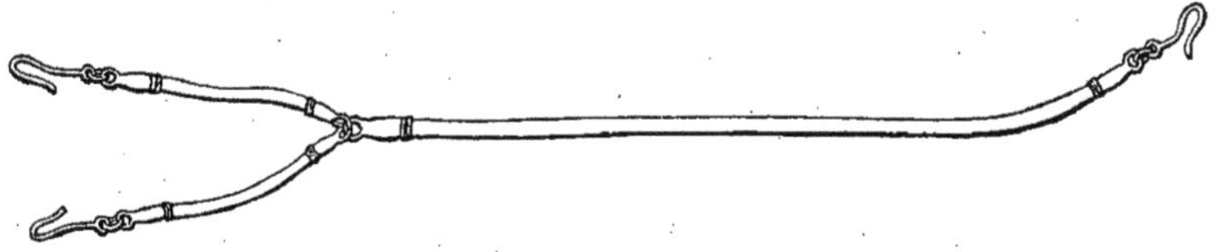

Fig. 16.

La longueur la plus convenable de chacun de ces fils conducteurs est la suivante :

	Mètres.	Centimètres.
Le fil conducteur de la tête a	1	68
Le fil conducteur cervical	1	75
Le fil conducteur lombaire.	2	12

	Mètres.	Centimètres.
Le fil conducteur épigastrique a	1	50
Les fils conducteurs des régions sus-orbitaires, sous-orbitaires, mentonnières et rétro-auriculaires ont séparément, sans compter les bouts doubles.	1	34
Le fil conducteur des mamelles. . . . . } Le fil conducteur des mains . . . . }	1	20
Le fil conducteur des pieds, sans compter les bouts doubles.	1	»
Les bouts doubles de tous ces conducteurs doubles ont séparément.	»	22

Les trois figures suivantes montrent les points et la manière d'application de tous les conducteurs dont j'ai donné la description spéciale.

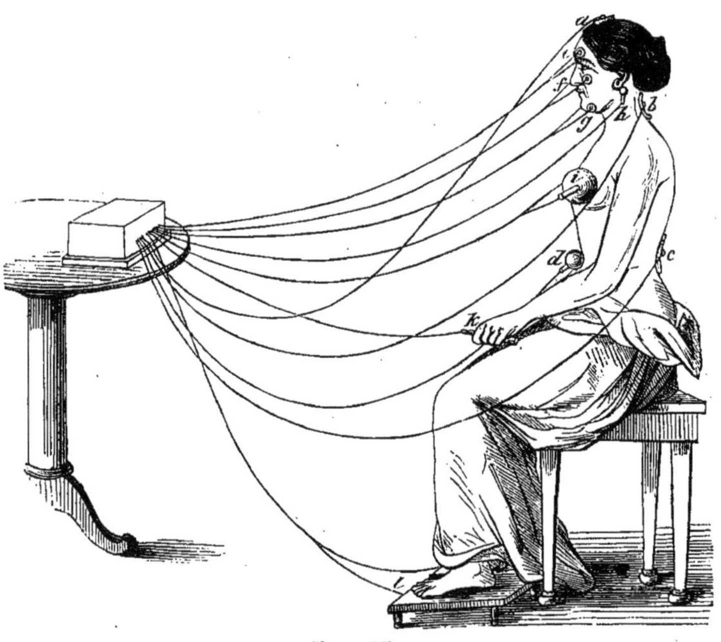

FIG. 17.

La figure 17 fait voir les régions du corps où toutes les

applications de l'électricité, d'après ma méthode, sont réalisées à l'aide des conducteurs convenables.

Elle montre les conducteurs des centres, savoir :

(*a*) Du sommet de la tête,
(*b*) De la région cervicale,
(*c*) De la région lombaire,
(*d*) De la région épigastrique.

Cette figure indique aussi les conducteurs doubles, mais seulement visibles du côté gauche :

(*e*) De la région sus-orbitaire,
(*f*) De la région sous-orbitaire,
(*g*) De la région mentonnière,
(*h*) De la région rétro-auriculaire,
(*i*) Des mamelles,
(*k*) Des mains,
(*l*) Des pieds.

Le dessin, pour être plus clair, ne montre que les conducteurs, sans indiquer la manière de les fixer.

L'application des conducteurs de la région lombaire, épigastrique et des mamelles, n'exige nullement que l'on mette à nu ces parties du corps.

On peut appliquer le conducteur lombaire, chez les hommes, en soulevant un peu la chemise par derrière ; chez les femmes, en l'introduisant par une petite ouverture pratiquée précisément à l'endroit correspondant de la chemise.

Les conducteurs des mamelles peuvent être introduits et convenablement placés sous la chemise par la malade elle-même, en faisant sortir au dehors les petits goulots de ces conducteurs par de petites ouvertures correspondantes faites préalablement dans la chemise.

Le conducteur épigastrique ne présente aussi, sous ce rapport, aucune difficulté.

Le fauteuil doit être commode et à dossier, disposition qui manque à dessein dans la figure, pour ne pas trop couvrir les contours du corps.

Les pieds du fauteuil peuvent être munis de quatre isoloirs. Les meilleurs, sous ce rapport, sont les isoloirs de cristal que l'on emploie pour les pianos.

Le genre choisi d'isoloir peut être adapté sans aucune difficulté à toutes les chaises ou fauteuils.

a a a Mouchoir convenablement plié et noué, qui fixe le conducteur cervical.
b b Mouchoir qui fixe le conducteur lombaire.
c c Coussinet, pressoir pour le conducteur cervical.
d d Coussinet pour le conducteur lombaire.
e e Conducteur cervical.
f f Conducteur lombaire.

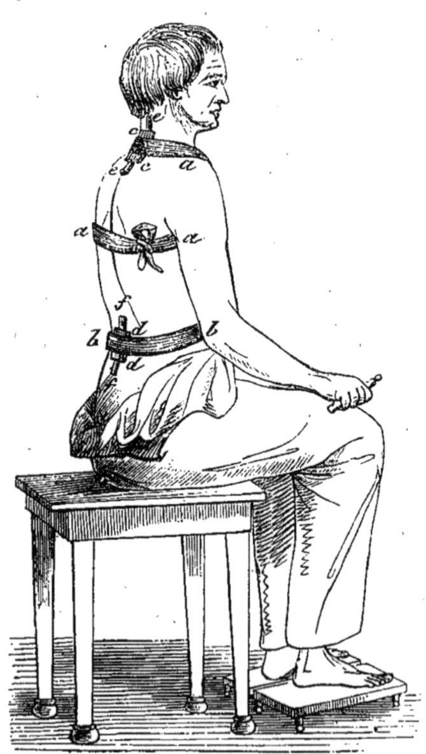

FIG. 18.

La figure 18 représente la manière de fixer les conducteurs à la région cervicale et lombaire, ce qui doit être réalisé sans découvrir les malades.

La figure 19 montre le mode de fixer les conducteurs aux mamelles et à la région épigastrique, ce qui n'exige aussi nullement le découvrement des malades.

a a a Bandeaux élastiques pour fixer les conducteurs des mamelles.
b b Mouchoir pour fixer le conducteur épigastrique.
c c c c Conducteurs pour les mamelles.
d Goulot du conducteur épigastrique.

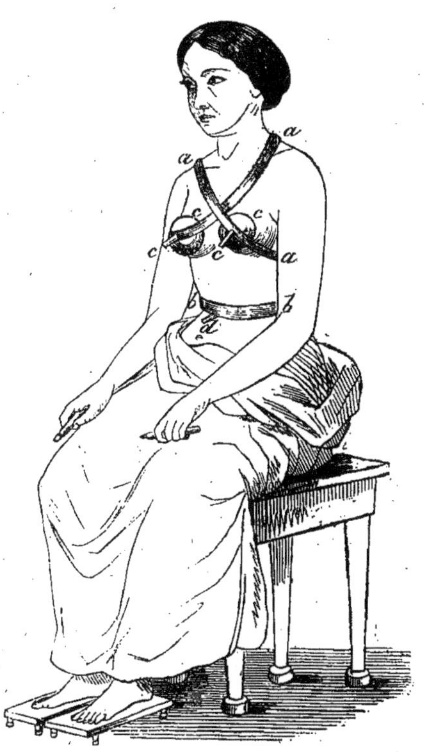

FIG. 19.

EXPÉRIENCES

PAR RAPPORT A LA SENSATION PRODUITE PAR L'ÉLECTRICITÉ APPLIQUÉE A L'ORGANISME DE L'HOMME.

En mettant deux parties du corps humain en relation avec les pôles d'un appareil magnéto-électrique qui fonctionne (et qui est préférable à tous les autres appareils pour ces épreuves), la sensation produite par l'électricité se manifeste de différentes manières.

Tantôt c'est un sentiment de vibration, tantôt de pression, de picotement, de piqûre, de brûlure.

Les sensations qui dépendent du genre de l'électricité mise en usage, de la plus ou moins grande sensibilité de l'organisme en général ou de la partie du corps où l'électricité est dirigée, de la force enfin de l'électricité et de la forme des conducteurs, ne peuvent être prises en considération à cause de leur instabilité.

Il n'y a que deux modes de sensibilité que l'on rencontre toujours, en comparant la sensation de deux points de l'organisme que l'on met à l'épreuve. C'est celui de la force et celui du temps de la perception.

La force de la sensation produite par l'électricité dans les deux parties du corps sera égale, ou elle sera inégale, c'est-à-dire plus prononcée dans une de ces deux parties.

La perception de la sensation se déclarera simultanément dans les deux parties, ou elle se manifestera plus tôt dans l'une que dans l'autre.

1° Supposons que les épreuves soient faites avec les mains, après les avoir armées des conducteurs convenables et mises en rapport avec les pôles de l'appareil fonctionnant.

Tantôt la perception se déclare simultanément, et la sensation sera de la même force, dans la main droite et dans la main gauche, nonobstant la diversité des pôles.

Tantôt chaque main ressentira plus tôt et d'une force plus prononcée l'action d'un des deux pôles, du pôle négatif ou du pôle positif.

Tantôt ce ne sera qu'une main qui éprouvera plus tôt et plus fort la sensation de chacun des deux pôles.

Tantôt le pôle positif réagira plus tôt et plus fort sur une main, tandis que la réaction du pôle négatif précédera celle de l'autre main et sera plus grande.

En un mot, en expérimentant sur différentes personnes, on rencontrera toutes les combinaisons possibles que la différence de deux pôles, de deux mains, de la force de la sensation et du temps de la perception, peuvent produire.

Dans tous les cas possibles, il y aura cependant toujours ou égalité ou inégalité des sensations, qui pourront être représentées par l'idée de plus et de moins.

2° Mettons maintenant les mains en communication avec un des deux pôles de l'appareil, et dirigeons l'action de l'autre pôle sur la région cervicale de la colonne vertébrale à l'aide des conducteurs mentionnés plus haut.

Les mains seront de cette manière constamment sous l'influence du même pôle.

En expérimentant sur différentes personnes, on rencontrera toutes les combinaisons que je viens de citer.

La sensation sera simultanée et de force égale dans les deux mains.

Ou la sensation se manifestera plus tôt et plus fort dans une main que dans l'autre.

La sensation se déclarera plus tôt dans une main, tandis qu'elle sera plus grande dans l'autre.

Le pôle négatif produira un plus grand effet dans les deux mains que le pôle positif. Il n'y aura que très peu d'exceptions à cet égard.

Il arrivera parfois que les mains, ou une main, seront presque insensibles.

En observant dans ces dernières expériences l'action de deux pôles en même temps, c'est-à-dire celle du pôle appliqué à la région cervicale et celle du pôle appliqué aux mains, nous remarquerons les mêmes combinaisons, mais multipliées par l'addition du troisième point, de celui de la région cervicale.

La région cervicale sera plus tôt sensible et d'une plus grande sensibilité que les mains. Ou ce seront au contraire les mains qui se déclareront plus sensibles et plus tôt sensibles que la région cervicale.

On verra, dans ces deux cas, que les mains seront également ou inégalement sensibles, à l'égard de la force ou du temps de la perception.

On trouvera qu'une main sera plus sensible et plus tôt sensible que la région cervicale, tandis que cette région montrera cette prépondérance envers l'autre main.

La région cervicale et les deux mains manifesteront parfois une égalité parfaite, par rapport à la force et au temps de la perception.

Le pôle négatif produira, en règle générale, une sensation plus prononcée à la région cervicale et dans les mains ; mais il pourra arriver que le pôle positif réagisse plus énergiquement sur la région cervicale ou dans les mains, ou dans une main.

3° Dans le but d'épuiser toutes les modifications possibles, appliquons enfin un des pôles à la région cervicale et l'autre à chaque main séparément.

Nous préviendrons de cette manière la division inégale de la force électrique qui a lieu, si l'on applique simultanément un pôle aux deux mains, tandis que l'on dirige la totalité du fluide électrique du second pôle à la région cervicale.

Nous rencontrerons pareillement ici toutes les variations que nous avons mentionnées.

Ce sera tantôt la région cervicale, tantôt les mains ou une main, qui montreront la supériorité, quant à la force de la sensation et au temps de la perception.

Nous y trouverons aussi quelquefois manque de sensibilité plus ou moins grande, ici, là-bas, ou partout, égalité parfaite, etc.

Toutes ces expériences doivent nécessairement soulever la question :

« *Quelle est la cause de cette égalité ou inégalité des sensations, si l'on met en usage le même appareil, qui ne peut produire qu'une force de même nature ?* »

Que l'un des pôles puisse provoquer un effet plus marqué que l'autre, c'est concevable, vu la nature diverse de chaque pôle ; mais que le même pôle soit en état de provoquer une sensation tantôt plus forte, tantôt plus faible, ce n'est pas aussi facile à expliquer.

On peut concevoir que différentes régions de l'organisme plus ou moins éloignées des centres nerveux puissent être plus ou moins sensibles; mais si, en examinant chez deux personnes deux parties analogues, on trouve chez la première une plus grande sensibilité dans la partie la plus proche du centre, et chez la seconde une plus grande sensibilité dans la partie la plus éloignée du centre, c'est une contradiction dont on ne peut pas aussitôt se rendre compte.

L'expérience instituée chez différentes personnes entre la région cervicale et la main droite, par exemple, démontre chez une personne une sensation plus prononcée à la région cervicale qu'à la main; chez une autre, un sentiment plus marqué à la main qu'à la région cervicale; chez une troisième, égalité complète de la sensation à la région cervicale et à la main.

Cette diversité des faits ne pouvant donc provenir de l'appareil, dont on s'est constamment servi, doit certainement résulter de la propriété particulière des parties de l'organisme des différentes personnes qui ont été mises à l'épreuve.

La condition diverse des parties chez différents malades, condition plus ou moins rapprochée de l'état normal, n'est-elle pas la cause de cette diversité d'actions?

Afin de vérifier cette supposition, il est nécessaire d'étudier l'influence de l'électricité sur le corps de l'homme à l'état de santé, par des épreuves analogues.

Après en avoir constaté les résultats, on sera aussi en

état de reconnaître toutes les variétés et toutes les aberrations de l'état anomal de l'organisme.

On sera alors à même d'apprécier la signification réelle du plus ou du moins, quant à la force de la sensation et au temps de la perception.

POINTS CARDINAUX.

Afin de procéder méthodiquement à l'investigation de l'état physiologique du corps humain, il est indispensable de donner aux épreuves magnéto-électriques une base scientifique.

Les points du corps où l'électricité doit être dirigée ne peuvent être choisis au hasard.

C'est l'anatomie et la physiologie du système nerveux, influencé de préférence par l'électricité, qui doivent décider dans les choix de ces points.

Il faut diriger principalement l'électricité sur les points centraux et périphériques de premier ordre.

J'ai choisi, par rapport aux points centraux, les points les plus accessibles et les plus rapprochés des centres nerveux principaux :

1° Le sommet de la tête,

2° La région cervicale de la colonne vertébrale,

3° La région lombaire de la colonne vertébrale,

4° La région épigastrique.

J'ai choisi, à l'égard de la périphérie, les points les

plus périphériques, c'est-à-dire les plus éloignés des centres :

5°, 6° Les mains, droite et gauche,

7°, 8° Les pieds, droit et gauche.

En somme, quatre points centraux et quatre points périphériques.

Les points centraux représentent les deux systèmes nerveux.

Les points 1, 2, 3, le système cérébro-spinal; le point 4, le système ganglionnaire.

1° Sommet de la tête.

Ce point est le plus rapproché du représentant du système nerveux, de l'encéphale, avec lequel il communique directement au moyen des nerfs qui traversent le crâne.

Le sommet de la tête est en outre, à l'égard de la polarité, l'extrémité supérieure de l'organisme et le point le plus isolé des nerfs qui se rendent aux téguments de la tête.

2° Région cervicale.

Ce point, extrémité supérieure de la moelle épinière, communique aussi directement avec cet organe à l'aide des nerfs qui traversent les vertèbres.

Il est voisin de la moelle allongée et de l'origine des nerfs principaux qui contribuent à la formation des plexus cervical et brachial, et qui sont en relation intime avec beaucoup d'autres nerfs très importants.

3° Région lombaire.

Cette extrémité inférieure de la moelle épinière est le point le plus rapproché du plexus lombaire, qui est en rapport avec le plexus sacré et avec d'autres nerfs importants. Cette région communique aussi, comme la précédente, directement avec la moelle épinière.

4° Région épigastrique.

C'est la contrée la plus accessible du plexus solaire, du nerf grand sympathique, du second représentant du système nerveux.

Les découvertes intéressantes du docteur Luschka, professeur à l'université de Tübingen, exposées dans deux dissertations (1), prouvent jusqu'à l'évidence que la substance osseuse du crâne et du canal vertébral est pénétrée par les nerfs qui prennent leur origine dans le cerveau et la moelle épinière, et qui accompagnent les vaisseaux qui traversent le crâne et le canal vertébral.

L'application des conducteurs au sommet de la tête, aux régions cervicale et lombaire de la colonne vertébrale, a donc une base scientifique, et implique la possibilité d'agir directement sur le cerveau et la moelle épinière.

L'électricité, dirigée sur le creux de l'estomac, agit non-seulement sur les nerfs superficiels de la peau, mais aussi sur les nerfs des viscères abdominaux, et principalement sur le plexus solaire.

(1) 1° *Die Nerven in der harten Hirnhaut*; 2° *Die Nerven des menschlichen Wirbelkanales*, Tübingen, 1850.

Le tissu cellulaire, les muscles, le péritoine, les viscères, la peau, plus ou moins humides et en contact mutuel, contact augmenté par la pression de la boule métallique conductrice, jouent ici le rôle d'un bon conducteur pour le fluide électrique.

Les expériences démontrent aussi que l'action de l'électricité, dirigée sur le creux de l'estomac, est en général plutôt profonde que superficielle.

5°, 6°, 7°, 8° Extrémités supérieures et inférieures.

En appliquant les conducteurs mentionnés aux paumes des mains et aux plantes des pieds, on agit en même temps sur les doigts si pourvus de nerfs et qui sont les points périphériques extrêmes de l'organisme.

J'ai donné à ces huit points du corps humain, savoir :

1° Au sommet de la tête ; 2° à la région cervicale de la colonne vertébrale ; 3° à la région lombaire de la colonne vertébrale ; 4° à la région épigastrique ; 5° et 6° aux mains droite et gauche ; 7° et 8° aux pieds droit et gauche, la dénomination des points cardinaux, à cause de leur valeur incontestable par rapport aux applications de l'électricité et du magnétisme.

Je citerai encore dix points périphériques, outre les quatre points périphériques cardinaux cités :

1° Les régions sus-orbitaires,

2° Les régions sous-orbitaires,

3° Les régions mentonnières,

4° Les régions rétro-auriculaires,

5° Les mamelles.

J'ai choisi ces quatre premières régions dans le but de diriger l'électricité sur le nerf trijumeau et le facial.

En appliquant les conducteurs mentionnés plus haut à la région sus-orbitaire, on agit sur le nerf sus-orbitaire, première branche du nerf trijumeau.

En les appliquant à la région sous-orbitaire et à la région mentonnière, on dirige l'électricité sur le nerf maxillaire supérieur, deuxième branche du nerf trijumeau, et sur le nerf maxillaire inférieur, troisième branche du nerf trijumeau.

En fixant les conducteurs dans la région rétro-auriculaire, on agit sur le nerf occipito-auriculaire, qui est une branche du nerf facial.

J'ai donné la préférence à ces deux nerfs crâniens, à cause de leurs relations multipliées, directes et indirectes, avec tous les autres nerfs de l'encéphale. Ces nerfs sont, pour l'encéphale, ce que les nerfs des extrémités sont pour la moelle épinière.

Les terminaisons de ces deux nerfs sont les plus périphériques, par rapport aux terminaisons des autres nerfs du cerveau.

Quant à l'application de l'électricité aux mamelles, j'ai été guidé par l'idée de leur relation intime avec la matrice.

Les expériences que j'ai instituées à cet égard ont mis cette relation hors de doute, à l'égard de l'électricité.

Des perquisitions scientifiques m'ont nécessité à faire des épreuves magnéto-électriques avec ces dix points cités. Nous avons déjà appris leur signification dans l'histoire de ma méthode. Nous verrons plus tard les autres résultats de leur usage.

ÉPREUVES MAGNÉTO-ÉLECTRIQUES.

Pour instituer une épreuve magnéto-électrique dans le but de constater l'état du corps humain, sous le rapport physiologique ou pathologique, on place le malade sur un fauteuil commode.

Le fauteuil peut reposer sur un isoloir, c'est-à-dire sur un tabouret soutenu par des pieds de verre.

On peut aussi mettre sous chaque pied du fauteuil des petits isoloirs de cristal.

Les isoloirs ne sont cependant pas essentiellement nécessaires. Mes expériences qui, comme on le pense, ont dû être très exactes, ont aussi exigé leur usage.

Une position un peu élevée du malade est, toutefois, très commode pour l'application en général.

Le malade ne doit nullement être déshabillé.

La région lombaire, le creux de l'estomac et les pieds, doivent être découverts de manière à pouvoir y appliquer les conducteurs.

Il suffit, comme j'ai déjà dit, de soulever un peu la chemise dans la région lombaire et de l'écarter sur le creux de l'estomac. Chez les femmes, il est cependant plus convenable de faire une petite fente dans la région lombaire de la chemise, où l'on peut facilement introduire la plaque conductrice.

Après avoir fixé à l'aide des mouchoirs et des coussinets les conducteurs lombaire, épigastrique, cervical, et, à l'aide d'un ruban élastique ou de cuir, le conducteur de la tête, tous munis de leurs fils conducteurs, on procède à l'épreuve.

L'application des conducteurs, d'après l'ordre désigné, est la plus convenable.

Les conducteurs des extrémités peuvent être appliqués immédiatement avant leur examen.

Il est convenable de chauffer, surtout en hiver, les plaques métalliques des conducteurs des pieds avant leur application.

Les épreuves magnéto-électriques sont ou qualitatives ou quantitatives.

Les épreuves magnéto-électriques qualitatives se réalisent en n'examinant que deux points cardinaux simultanément.

Les épreuves magnéto-électriques quantitatives sont, au contraire, collectives, et s'instituent en mettant tous les points cardinaux à la fois à l'épreuve.

ÉPREUVE QUALITATIVE.

Cette épreuve est : 1° centrale ; 2° centro-periphérique.

1° L'épreuve centrale démontre la relation réciproque des points cardinaux centraux.

2° L'épreuve centro - périphérique montre la relation réciproque des points cardinaux centraux avec les points périphériques.

Cette dernière épreuve est (*a*) ou ordinaire, si l'on examine les points centraux cardinaux avec les points périphériques cardinaux, c'est-à-dire avec les extrémités, ou (*b*) extraordinaire, si l'on examine les points cardinaux centraux avec les autres points périphériques que je viens de citer, savoir, avec les régions sus-orbitaires, sous-orbitaires, mentonnières, rétro-auriculaires ou avec les mamelles. On n'institue l'épreuve extraordinaire que par exception.

1° Épreuve qualitative centrale.

On examine dans cette épreuve les centres séparément.

1. Le sommet de la tête avec la région cervicale,
2. Le sommet de la tête avec la région lombaire,
3. Le sommet de la tête avec la région épigastrique,
4. La région cervicale avec la région lombaire,
5. La région cervicale avec la région épigastrique,
6. La région lombaire avec la région épigastrique.

2° Épreuve qualitative centro-périphérique.

On examine dans cette épreuve les centres et la périphérie.

(*a*) L'épreuve centro-périphérique ordinaire.

On met ici à l'épreuve les points périphériques cardinaux ou les extrémités, qui sont doubles, avec les points centraux simples, c'est-à-dire :

1. Le sommet de la tête avec les mains,
2. Le sommet de la tête avec la main droite,
3. Le sommet de la tête avec la main gauche,
4. La région cervicale avec les mains,
5. La région cervicale avec la main droite,
6. La région cervicale avec la main gauche,
7. La région lombaire avec les mains,
8. La région lombaire avec la main droite,
9. La région lombaire avec la main gauche,
10. La région épigastrique avec les mains,
11. La région épigastrique avec la main droite,
12. La région épigastrique avec la main gauche.

13. Le sommet de la tête avec les pieds,
14. Le sommet de la tête avec le pied droit,
15. Le sommet de la tête avec le pied gauche,
16. La région cervicale avec les pieds,
17. La région cervicale avec le pied droit,
18. La région cervicale avec le pied gauche,
19. La région lombaire avec les pieds,
20. La région lombaire avec le pied droit,
21. La région lombaire avec le pied gauche,
22. La région épigastrique avec les pieds,
23. La région épigastrique avec le pied droit,
24. La région épigastrique avec le pied gauche.

(*b*) L'épreuve centro-périphérique extraordinaire.

On met ici à l'épreuve les points périphériques de la tête ou les mamelles, qui sont doubles, avec les points centraux simples, c'est-à-dire :

1. Le sommet de la tête avec les régions sus-orbitaires,
2. Le sommet de la tête avec la région sus-orbitaire droite,
3. Le sommet de la tête avec la région sus-orbitaire gauche,
4. La région cervicale avec les régions sus-orbitaires,
5. La région cervicale avec la région sus-orbitaire droite,
6. La région cervicale avec la région sus-orbitaire gauche,
7. La région lombaire avec les régions sus-orbitaires,
8. La région lombaire avec la région sus-orbitaire droite,
9. La région lombaire avec la région sus-orbitaire gauche,
10. La région épigastrique avec les régions sus-orbitaires,
11. La région épigastrique avec la région sus-orbitaire droite,
12. La région épigastrique avec la région sus-orbitaire gauche.

13. Le sommet de la tête avec les régions sous-orbitaires,
14. Le sommet de la tête avec la région sous-orbitaire droite,
15. Le sommet de la tête avec la région sous-orbitaire gauche,
16. La région cervicale avec les régions sous-orbitaires,
17. La région cervicale avec la région sous-orbitaire droite,
18. La région cervicale avec la région sous-orbitaire gauche,

19. La région lombaire avec les régions sous-orbitaires,
20. La région lombaire avec la région sous-orbitaire droite,
21. La région lombaire avec la région sous-orbitaire gauche,
22. La région épigastrique avec les régions sous-orbitaires,
23. La région épigastrique avec la région sous-orbitaire droite,
24. La région épigastrique avec la région sous-orbitaire gauche.

25. Le sommet de la tête avec les régions mentonnières,
26. Le sommet de la tête avec la région mentonnière droite,
27. Le sommet de la tête avec la région mentonnière gauche,
28. La région cervicale avec les régions mentonnières,
29. La région cervicale avec la région mentonnière droite,
30. La région cervicale avec la région mentonnière gauche,
31. La région lombaire avec les régions mentonnières,
32. La région lombaire avec la région mentonnière droite,
33. La région lombaire avec la région mentonnière gauche,
34. La région épigastrique avec les régions mentonnières,
35. La région épigastrique avec la région mentonnière droite,
36. La région épigastrique avec la région mentonnière gauche.

37. Le sommet de la tête avec les régions rétro-auriculaires,
38. Le sommet de la tête avec la région rétro-auriculaire droite,
39. Le sommet de la tête avec la région rétro-auriculaire gauche,
40. La région cervicale avec les régions rétro-auriculaires,
41. La région cervicale avec la région rétro-auriculaire droite,
42. La région cervicale avec la région rétro-auriculaire gauche,
43. La région lombaire avec les régions rétro-auriculaires,
44. La région lombaire avec la région rétro-auriculaire droite,
45. La région lombaire avec la région rétro-auriculaire gauche,
46. La région épigastrique avec les régions rétro-auriculaires,
47. La région épigastrique avec la région rétro-auriculaire droite,
48. La région épigastrique avec la région rétro-auriculaire gauche.

1. Le sommet de la tête avec les mamelles,
2. Le sommet de la tête avec la mamelle droite,
3. Le sommet de la tête avec la mamelle gauche,
4. La région cervicale avec les mamelles,
5. La région cervicale avec la mamelle droite,

6. La région cervicale avec la mamelle gauche,
7. La région lombaire avec les mamelles,
8. La région lombaire avec la mamelle droite,
9. La région lombaire avec la mamelle gauche,
10. La région épigastrique avec les mamelles,
11. La région épigastrique avec la mamelle droite,
12. La région épigastrique avec la mamelle gauche.

Chaque épreuve partielle que l'on institue entre deux points séparément admet deux combinaisons, à cause des deux pôles, qui doivent être changés.

J'applique dans ce but :

1° *Première combinaison.* — Dans l'épreuve centrale : le pôle négatif, au centre le plus rapproché du sommet de la tête, et le pôle positif au centre plus éloigné du même point.

Dans l'épreuve centro-périphérique : le pôle négatif au centre, le pôle positif au point périphérique.

2° *Deuxième combinaison.* — Dans l'épreuve centrale : le pôle positif au centre le plus rapproché du sommet de la tête, et le pôle négatif au centre le plus éloigné du sommet de la tête.

Dans l'épreuve centro-périphérique : le pôle positif au centre, le pôle négatif au point périphérique.

Il y a donc de cette manière :

12 combinaisons dans l'épreuve qualitative centrale,
48 combinaisons dans l'épreuve qualitative centro-périphérique avec les extrémités,
96 combinaisons dans l'épreuve qualitative centro-périphérique avec les points de la tête,
24 combinaisons dans l'épreuve qualitative centro-périphérique avec les mamelles.

En somme, 180 combinaisons dans l'épreuve qualitative complète.

ÉPREUVE QUANTITATIVE.

Cette épreuve est collective. On met tous les points cardinaux simultanément à l'épreuve, savoir : les quatre points centraux en relation avec un pôle de l'appareil magnéto-électrique et les quatre points périphériques en relation avec l'autre pôle.

Il y a dans cette épreuve deux combinaisons :

1° Le pôle négatif est appliqué aux centres et le pôle positif aux extrémités;

2° Le pôle positif est appliqué aux centres et le pôle négatif aux extrémités.

On exécute les épreuves, en tournant la manivelle de l'appareil, à l'aide de la main droite, tandis qu'en changeant les pôles on se sert de la main gauche pour décrocher et accrocher les crochets des fils conducteurs des pôles, d'après la description donnée plus haut.

La force du courant électrique doit être réglée d'après la sensibilité. Il faut aussi régler la rotation de la manivelle d'après la sensibilité plus ou moins grande du point où l'épreuve doit être instituée. Il faut exécuter les rotations avec précaution dans l'examen des points de la tête, particulièrement des régions sus-orbitaires, qui sont très sensibles.

L'électricité doit produire un effet distinct; mais elle ne doit aucunement causer de douleur. Ce serait tout à fait superflu, sinon nuisible.

RÉSULTAT DE L'ÉPREUVE

MAGNÉTO-ÉLECTRIQUE QUALITATIVE ET QUANTITATIVE

DANS L'ÉTAT PHYSIOLOGIQUE DE L'ORGANISME HUMAIN.

Dans l'état normal de l'organisme humain, que l'on ne rencontre qu'exceptionnellement, mais qui est le résultat certain d'une cure électrique heureuse, l'épreuve magnéto-électrique qualitative donne des résultats suivants :

Le sommet de la tête est le point le plus sensible, quant au temps de la perception et à la force de la sensation ; la plante des pieds est, sous ces deux rapports, la moins sensible de tous les autres points centraux et périphériques de l'organisme.

La sensibilité, par rapport à la force et au temps de la perception, va en décroissant de la tête jusqu'aux pieds, dans l'ordre suivant :

1° Sommet de la tête,
2° Région sus-orbitaire,
3° Région sous-orbitaire,
4° Région mentonnière,
5° Région rétro-auriculaire,
(2° à 5° : examinées séparément de chaque côté ou des deux côtés simultanément ;)
6° Région cervicale,
7° Région lombaire,
8° Région épigastrique,
9° Mamelle,
10° Main,
11° Pied,
(9° à 11° : examinés séparément de chaque côté ou des deux côtés simultanément.)

Les points périphériques correspondants, doubles, démontrent, sous le rapport de la force de la sensation et du temps de la perception, l'analogie la plus parfaite.

La main droite, par exemple, manifeste la même sensibilité, quant à la force ou au temps, que la main gauche.

Quant à l'action des pôles, il faut observer que, dans l'état physiologique du corps humain, le pôle négatif produit toujours une sensation plus vive que le pôle positif. Cette action diverse des pôles n'influe cependant nullement sur le résultat de l'épreuve électrique.

L'épreuve magnéto-électrique qualitative n'est pas suffisante pour reconnaître l'état physiologique du corps humain, mais elle démontre les progrès graduels de la cure.

Ce n'est que l'épreuve quantitative qui donne une certitude complète, à l'égard de l'état normal de l'organisme de l'homme.

L'épreuve quantitative est, comme nous avons dit, collective.

On met les quatre points centraux cardinaux en relation avec un pôle de l'appareil magnéto-électrique, et les quatre points périphériques cardinaux avec l'autre pôle.

Si, malgré la diversité de l'application des pôles, la sensibilité, sous le rapport du temps de la perception et de la force de la sensation, se déclare d'après la gradation suivante, l'état physiologique du corps humain est constaté :

1° Sommet de la tête ;

2° Région cervicale ;

3° Région lombaire ;

4° Région épigastrique ;

5° Mains ;

6° Pieds.

Les extrémités analogues doivent, quant aux côtés, montrer, en outre, une sensibilité parfaitement égale par rapport au temps de la perception et à la force de la sensation.

RÉSULTATS DES ÉPREUVES

MAGNÉTO-ÉLECTRIQUES QUALITATIVES ET QUANTITATIVES

DANS L'ÉTAT PATHOLOGIQUE DU CORPS HUMAIN.

Les épreuves magnéto-électriques à l'aide desquelles on reconnaît l'état normal de l'organisme démontrent aussi toutes les aberrations de l'état pathologique.

Ces aberrations présentent toutes les combinaisons possibles que peuvent produire la différence de deux pôles, celle de deux ou plusieurs points de l'organisme mis simultanément à l'épreuve de la force de la sensation et du temps de la perception,

Après avoir étudié les conditions de l'état normal, il est facile de reconnaître, chez chaque malade, toutes les aberrations pathologiques.

L'état pathologique présente, dans les épreuves, différentes anomalies.

Le point le plus éloigné du sommet de la tête peut être, dans l'état anomal, plus sensible et plus tôt sensible que le point le plus rapproché du sommet de la tête, et même que le sommet de la tête lui-même.

Le point le plus éloigné peut montrer une sensation égale, quant à la force et au temps, à celle que présente le point le plus proche du sommet de la tête.

On peut trouver que la force n'est pas toujours d'accord avec le temps de la perception.

Les points périphériques doubles peuvent manifester une inégalité par rapport à la force et au temps de la sensation.

On peut enfin rencontrer une insensibilité marquée dans un ou plusieurs points examinés, etc.

Ces anomalies peuvent avoir lieu dans quelques, dans plusieurs, et même dans toutes les combinaisons des épreuves qualitatives et quantitatives.

ABRÉVIATIONS.

Dans le but d'éviter les répétitions dont nous avons des preuves nombreuses dans le chapitre précédent, et pour faciliter l'aperçu et la conception de toutes les significations qui sont la base des épreuves magnéto-électriques, je me servirai des abréviations suivantes :

E *Encephalum*. Encéphale, sommet de la tête.

C *Cervix*. Région cervicale de la colonne vertébrale.

L *Lumbus*. Région lombaire de la colonne vertébrale.

S *Sympaticus, scrobiculum cordis*. Région épigastrique, creux de l'estomac.

T *Nervus trigeminus ex latere dextro*. Nerf trijumeau du côté droit.

t *Nervus trigeminus ex latere sinistro*. Nerf trijumeau du côté gauche.

T· *Trigemini ramus primus, seu ophthalmicus ex parte dextra*. Branche première ophthalmique du côté droit, ner sus-orbitaire du nerf trĳumeau.

t· *Trigemini ramus primus ex latere sinistro.* Nerf sus-orbitaire du côté gauche.

T·· *Trigemini ramus secundus, seu maxillaris superior ex latere dextro.* Branche seconde, maxillaire supérieure du côté droit, nerf sous-orbitaire du nerf trijumeau.

t·· *Trigemini ramus secundus ex latere sinistro.* Nerf sous-orbitaire du côté gauche.

T··· *Trigemini ramus tertius, seu maxillaris inferior ex latere dextro.* Branche troisième, maxillaire inférieure du côté droit, branche mentonnière du nerf trijumeau.

t··· *Trigemini ramus tertius ex latere sinistro.* Branche mentonnière du côté gauche.

2t· 2t·· 2t··· *Trigeminus ex utroque latere.* Nerf trijumeau de deux côtés.

F *Nervus facialis, ramus occipito-auricularis, ex latere dextro.* Nerf facial, branche occipito-auriculaire du côté droit.

f *Nervus facialis ex latere sinistro.* Nerf facial du côté gauche.

2f *Nervus facialis ex utroque latere.* Nerf facial des deux côtés.

M *Manus dextra.* Main droite.

m *Manus sinistra.* Main gauche.

2m *Manus dextra et sinistra.* Mains droite et gauche.

P *Pes dexter.* Pied droit.

p *Pes sinister.* Pied gauche.

2p *Pes dexter et sinister.* Pieds droit et gauche.

U *Uber dextrum.* Mamelle droite.

Uber sinistrum. Mamelle gauche.

2u *Uber dextrum et sinistrum.* Mamelles droite et gauche.

N *État normal*, par rapport à la force de la sensation et au temps de la perception à l'égard de l'électricité, c'est-à-dire où le sentiment est plus grand et se déclare plus tôt dans le point le plus rapproché de la cime de la tête, et où les points périphériques doubles montrent sous ces deux rapports une égalité parfaite.

Z *État anormal* opposé au précédent, où la sensation est plus petite et se déclare plus tard dans le point plus rapproché de la cime de la tête.

1 2 3 4 Chiffres pour marquer les différents degrés de la force de la

sensation de plusieurs points, que l'on examine simultanément. On met ces chiffres du côté droit ou au-dessus des abréviations des points mis à l'épreuve, par exemple : $C^4S^3M^2m^1$, ce qui signifie que la région cervicale, épigastrique, la main droite et la main gauche, examinées simultanément, ont manifesté différents degrés de force de la sensation. La région cervicale a reçu la plus vive impression, ensuite la région épigastrique ; après elle, la main droite, et enfin la gauche, qui a été le plus faiblement impressionnée.

= *Signe d'égalité par rapport à la force de la sensation*, par exemple : E=L, c'est-à-dire que la force de la sensation s'est montrée égale au sommet de la tête et à la région lombaire.

|| *Signe d'égalité par rapport au temps de la perception*, par exemple : E || L, c'est-à-dire que la cime de la tête et la région lombaire ont reçu l'impression de l'électricité simultanément.

Pour indiquer la non-simultanéité de la perception de différents points, il suffit de les noter d'après l'ordre du temps de la perception, par exemple : CMm, signifie que la sensation s'est déclarée, d'abord dans la région cervicale, ensuite dans la main droite et finalement dans la main gauche.

Signe d'égalité par rapport à la force de la sensation et au temps de la perception, par exemple : S#P, c'est-à-dire que la région épigastrique et le pied droit ont reçu une sensation de force égale, et que cette sensation a été simultanée. Quand cette double égalité a lieu dans deux points périphériques analogues doubles, il suffit de noter simplement ces points, par exemple : 2t, signifie que la force de la sensation est égale et que la perception est simultanée de deux côtés de la région sus-orbitaire.

< *Signe d'inégalité* par rapport à la force de la sensation dans deux points périphériques analogues, par exemple : 2m<M signifie que la sensation s'est déclarée simultanément dans les deux mains, mais qu'elle a été plus grande dans la main droite.

O Signifie manque total de sensation.

(1) (2) Je me sers de ces deux signes pour marquer les deux combi-

naisons des pôles, c'est-à-dire pour désigner la manière de l'application des pôles relativement aux deux points que l'on examine.

(1). Signifie la première combinaison des pôles où le pôle négatif est appliqué à la région la plus proche du sommet de la tête.
Le pôle positif est donc appliqué, dans cette première combinaison, au point le plus éloigné du sommet de la tête.

(2) Signifie la seconde combinaison des pôles, où le pôle négatif est appliqué à la région la plus éloignée du sommet de la tête.
Le pôle positif est donc appliqué, dans cette deuxième combinaison, au point le plus proche du sommet de la tête.

FORMULES

DES ÉPREUVES MAGNÉTO-ÉLECTRIQUES

EN ABRÉVIATIONS.

Chaque épreuve magnéto-électrique est composée de *deux parties*, qui indiquent les résultats de deux combinaisons des pôles, ce qui a été expliqué dans le chapitre précédent.

La formule où j'inscris les résultats de l'épreuve contient *trois colonnes*. (Voyez les formules ci-jointes.)

Je place dans la *première colonne* les abréviations des points, qui doivent être examinés, d'après l'ordre que j'ai indiqué plus haut.

La *seconde* et la *troisième colonne* contiennent les résultats de deux combinaisons des pôles.

La *seconde colonne*, marquée en haut par (1), montre les résultats de la première combinaison, où le pôle négatif est appliqué au point le plus proche du sommet de la tête.

La *troisième colonne*, désignée en haut par (2), indique les résultats de la seconde combinaison, où le pôle négatif est appliqué au point le plus éloigné du sommet de la tête.

Quand les résultats dans la seconde et dans la troisième colonne sont tout à fait les mêmes, ce qui arrive souvent, je marque le résultat au *milieu* des deux colonnes, afin d'éviter des répétitions inutiles.

La *première* des formules ci-jointes montre la forme la plus convenable sanctionnée par l'expérience. Le médecin, muni de pareilles formules, peut noter, facilement et sans perte de temps, les résultats des épreuves.

La *deuxième* formule présente les résultats d'une épreuve dans l'état physiologique de l'organisme humain. Tous les résultats en abréviations qui se trouvent dans cette formule pourraient aussi être marqués, d'après ce qui a été dit, par le signe N.

Les *formules* n° 3 présentent cinquante épreuves magnéto-électriques qualitatives, pathologiques, que j'ai instituées chez différents malades.

Les *formules* n° 4 (*a*) et (*b*) montrent les résultats des épreuves magnéto-électriques, que j'ai réalisées chez une personne bien portante, toutes les deux semaines, pendant une année entière.

OBSERVATIONS A L'ÉGARD DES ÉPREUVES PATHOLOGIQUES N° 3.

Les épreuves	1-10	concernent	10 fièvres intermittentes,
—	11-18	—	8 affections rhumatismales,
—	19-22	—	4 maladies nerveuses,
—	23-24	—	2 épilepsies,

Les épreuves	25-26	concernent	2 atrophies de la moelle épinière,
—	27	—	1 cardialgie,
—	28	—	1 surdité,
—	29	—	1 maladie du cervelet,
—	30	—	1 chlorose,
—	31	—	1 hystérie,
—	32	—	1 scorbut,
—	33	—	1 arthritisme,
—	34	—	1 affection hémorrhoïdale,
—	35-41	—	7 paralysies,
—	42-44	—	3 phthisies pulmonaires,
—	45-47	—	3 menstruations anomales,
—	48	—	1 métrorrhagie,
—	49	—	1 grossesse normale,
—	50	—	1 rhume.

Je ne donnerai qu'une esquisse indispensable de ces affections, que j'ai prises au hasard de ma collection d'histoires des maladies.

1re ÉPREUVE. — *Fièvre intermittente quotidienne*, depuis deux semaines, sans aucune complication, chez un garçon de neuf ans, toujours bien portant.

2e ÉPR. — *Fièvre intermittente* depuis huit semaines, sans complications, chez un garçon de huit ans, auparavant toujours bien portant. La fièvre a été *tierce*, maintenant elle est *quarte*. Elle a été traitée par de la quinine et a eu plusieurs rechutes.

3e ÉPR. — *Fièvre intermittente tierce*, depuis dix-sept jours, chez une fille de dix-huit ans, avec complication gastrique.

4e ÉPR. — *Fièvre intermittente tierce*, depuis deux semaines, chez une fille de vingt ans. Les accès sont très intenses. Complication gastrique et bilieuse.

5ᵉ ÉPR. — *Fièvre intermittente tierce*, depuis neuf jours, chez un homme de vingt-six ans.

6ᵉ ÉPR. — *Fièvre intermittente tierce*, depuis quatre ans, avec une complication bilieuse, chez un homme de trente-cinq ans. Beaucoup de rechutes; traitements différents.

7ᵉ ÉPR. — *Fièvre intermittente tierce*, depuis six semaines, chez un homme de vingt-quatre ans. Plusieurs rechutes ; intumescence du foie et de la rate très prononcée.

8ᵉ ÉPR. — *Fièvre intermittente quarte*, depuis trois semaines, qui a succédé à une fièvre intermittente tierce, laquelle a eu lieu il y a deux mois chez une fille de quinze ans. Complication gastrique ; ophthalmie catarrhale de l'œil gauche.

9ᵉ ÉPR. — *Céphalalgie périodique*, depuis trois semaines, tous les jours à dix heures du matin, chez un homme de trente-six ans. L'accès dure pendant six heures.

10ᵉ ÉPR. — *Fièvre intermittente double tierce*, depuis huit semaines, chez une fille de douze ans.

11ᵉ ÉPR. — *Pleurésie rhumatismale* du côté gauche, depuis quatre jours, chez une fille de quatorze ans. Fièvre et douleur intenses.

12ᵉ ÉPR. — *Rhumatisme* du côté droit de la tête, depuis une semaine, causé par un refroidissement. Les douleurs sont périodiques, graves, et accompagnées d'une fièvre légère.

13ᵉ ÉPR. — *Douleurs rhumatismales* du côté droit de la tête, des dents, de l'oreille, chez une fille de vingt-quatre ans. Les douleurs sont continuelles depuis deux semaines.

14ᵉ ÉPR. — *Rhumatisme* du côté droit de la tête, accompagné d'une ophthalmie du même genre et du même côté, depuis deux semaines, chez une femme de vingt ans. Il y a de la fièvre.

15e ÉPR. — *Odontalgie rhumatismale* périodique du côté droit, depuis plusieurs mois, chez un homme de trente ans.

16e ÉPR. — *Rhumatisme périodique* de l'extrémité supérieure gauche, qui siége de préférence dans les articulations, depuis dix mois, chez un homme de cinquante-trois ans, toujours bien portant.

17e ÉPR. — *Rhumatisme vague* des extrémités et de la tête, depuis deux ans, chez une femme de trente-cinq ans. Il y a en outre, depuis trois ans, une intumescence du foie, suite d'une inflammation de cet organe, accompagnée des symptômes connus.

18e ÉPR. — *Rhumatisme vague* des extrémités et principalement de la tête, depuis un an et demi, chez une femme de quarante ans.

19e ÉPR. — *Hyperesthésie du plexus solaire.* Douleur périodique par accès dans le creux de l'estomac, qui diminue sous la pression. Sensation de compression qui s'étend jusqu'au dos. Évanouissements, tandis que les extrémités sont d'une froideur de marbre. Angoisse extraordinaire, chez une femme très nerveuse de trente ans. Cette affection dure depuis dix ans.

20e ÉPR. — *Hyperesthésie du plexus mésentérique.* Souffrance par accès, périodique, qui siége dans la région ombilicale profondément. Cette région est resserrée en dedans pendant l'accès. La douleur diminue sous la pression, est accompagnée de nausées, d'une angoisse très prononcée, et d'une froideur des extrémités ; le pouls est faible et nerveux, depuis un mois, chez une femme nerveuse de trente-cinq ans.

21ᵉ ÉPR. — *Hyperesthésie du plexus mésentérique*, depuis quelques années, chez une femme de vingt ans.

22ᵉ ÉPR. — *Hyperesthésie du plexus hypogastrique*. Douleur par accès dans la région sacrale, avec un sentiment de pression sur la matrice et les organes génitaux, accompagnée d'une souffrance dans la région crurale, depuis six ans, chez une femme de vingt et un ans.

23ᵉ ÉPR. — *Épilepsie* chez une fille de dix-huit ans. Cette maladie s'est déclarée à l'âge de huit ans, mais a bientôt cessé spontanément. Il y a eu santé parfaite jusqu'à l'âge de quinze ans. Il y a maintenant tous les ans un accès au mois de mars. L'accès ne dure qu'un quart d'heure et est suivi d'un sommeil qui dure vingt-quatre heures. Une fièvre chaude se déclare ensuite, accompagnée d'absence d'esprit totale, qui dure trois, quatre jours. Pendant le reste de l'année, cette fille se porte bien, excepté un vertige périodique. La malade est bien réglée depuis un an.

24ᵉ ÉPR. — *Épilepsie* chez une fille de quatorze ans, depuis un an et demi, causée par une frayeur à la vue d'une épileptique. Cette frayeur a justement eu lieu dans le moment de la manifestation des premières règles. Depuis ce temps, il y a un accès d'épilepsie toutes les quatre semaines, avec une visible tendance à réaliser cette fonction périodique, mais sans résultat.

L'accès est violent et d'une durée de trois jours avec des petites pauses. La malade est d'une constitution faible, nerveuse, scrofuleuse.

25ᵉ ÉPR. — *Atrophie de la moelle épinière*, depuis douze

ans chez un homme de quarante-neuf ans. Impossibilité de marcher depuis dix ans. Les extrémités supérieures sont aussi influencées par la maladie depuis quelque temps.

26ᵉ ÉPR. — *Atrophie de la moelle épinière* depuis dix ans. La marche, quoique difficile, est possible. Chez un homme de quarante-cinq ans.

27ᵉ ÉPR. — *Cardialgie* depuis quinze ans, chez une veuve de quarante-trois ans. Les accès ont lieu deux ou trois fois par mois.

28ᵉ ÉPR. — *Surdité* incomplète des deux côtés, résultat d'une fièvre typhoïde, depuis deux ans, chez une fille de dix-neuf ans. Migraine fréquente.

29ᵉ ÉPR. — *Affection du cervelet*, depuis deux ans, chez une demoiselle de trente ans, qui influe visiblement sur les fonctions du système nerveux ganglionnaire. Douleur profonde, augmentée par la percussion dans la région droite de l'occiput. Cette douleur se communique à toute la tête pendant les accès de migraine, qui ont lieu plusieurs fois durant la semaine; la migraine est accompagnée de vertige et de somnolence; la migraine cessée, une palpitation du cœur très intense se manifeste. Cette palpitation est alors très forte, irrégulière et excessivement fréquente, jusqu'à 155 fois dans une minute. Il y a souvent interruption de quelques palpitations et irrégularité, non-seulement par rapport au nombre, mais aussi à la force. Une angoisse, une peur de la mort, un malaise extrêmes, et souvent des vomissements se déclarent à la fin des accès, qui durent plusieurs heures. La digestion est anomale, manque d'appétit; selles irrégulières, difficiles; règles douloureuses. L'exploration du cœur ne montre aucune anomalie, excepté la palpitation mentionnée. La maladie date d'une chute sur l'occiput.

30e ÉPR. — *Chlorose*, depuis quelques années, chez une demoiselle de vingt et un ans.

31e ÉPR. — *Hystérie* chez une demoiselle de dix-neuf ans, depuis deux ans, accompagnée d'accès et des symptômes connus.

32e ÉPR. — *Scorbut*, depuis deux ans, chez une fille de dix-sept ans non réglée. Traitement négligé.

33e ÉPR. — *Goutte atonique*, vague, irrégulière, depuis vingt-six ans, chez un homme de soixante-cinq ans. La maladie est maintenant fixée à la région lombaire et au genou gauche.

34e ÉPR. — *Hémorrhoïdes* anomales depuis longtemps, chez un homme de vingt-neuf ans. Il y a deux ans que le flux hémorrhoïdal, qui était jusqu'alors périodique et modéré, se déclare outre mesure plusieurs fois pendant l'année. Il est très abondant et dure, à chaque reprise, pendant deux, trois mois. Le malade, à la suite de cette perte presque continuelle de sang, est anémique, affaibli et très nerveux. Sa digestion est troublée, et il a une palpitation du cœur très prononcée.

35e ÉPR. — *Paralysie* de tous les muscles du visage du côté droit, causée par un refroidissement, chez un homme de vingt-cinq ans, depuis cinq jours.

36e ÉPR. — *Paralysie* des extrémités supérieure et inférieure du côté gauche, suite d'une apoplexie cérébrale, il y a un an, chez un homme de cinquante ans. La vue du même côté est affaiblie.

37e ÉPR. — *Paralysie* causée par une chute, chez un homme de quarante-trois ans, depuis huit semaines. Il y a une paralysie incomplète de la langue; la vue du côté droit est très affaiblie; les extrémités sont continuellement froides, ainsi que le côté droit de la tête; les facultés intellectuelles, surtout la mémoire, ont beaucoup souffert.

38e ÉPR. — *Paralysie* complète de la langue depuis vingt ans, causée par une apoplexie cérébrale, chez une femme de cinquante-deux ans. Il y avait aussi une paralysie des extrémités du côté droit, qui a disparu peu à peu depuis un an.

39e ÉPR. — *Paralysie* incomplète de la langue depuis deux ans, ainsi que des extrémités du côté droit, causée par un refroidissement, chez un homme de trente-quatre ans. Les facultés intellectuelles sont affaiblies.

40e ÉPR. — *Paralysie* des extrémités du côté droit, suite d'une apoplexie cérébrale, chez un homme de cinquante ans, depuis quatre ans. Il y a un affaiblissement général notable.

41e ÉPR. — *Paralysie* incomplète de la langue, accompagnée d'une sensation d'engourdissement de la face du côté droit et des extrémités du même côté, causée par une apoplexie cérébrale, il y a cinq ans, chez une femme de quarante-deux ans.

42e ÉPR. — *Phthisie pulmonaire*, depuis un an, chez une fille de seize ans. Le côté droit du poumon est principalement affecté.

43e ÉPR. — *Phthisie pulmonaire*, depuis deux ans, chez un homme de quarante ans. Il y a une caverne du côté gauche.

44e ÉPR. — *Phthisie laryngée*, depuis huit mois, chez un homme de vingt-trois ans.

45e ÉPR. — *Crampes de la matrice* durant la fonction périodique, chez une fille de dix-sept ans, depuis cinq mois.

46e ÉPR. — *Règles incomplètes* et douloureuses, chez une demoiselle sanguine de vingt-six ans. Migraine accompagnée de congestions. Palpitations du cœur fréquentes.

47e ÉPR. — *Menstrues fréquentes*, toutes les deux, trois semaines, mais incomplètes et douloureuses, depuis trois ans, chez une femme âgée de vingt-deux ans.

48e ÉPR. — *Métrorrhagie périodique* sans douleurs et en petite quantité depuis trois mois, chez une Juive de quatorze ans, récemment mariée, qui est du reste bien portante. C'est assurément la suite d'un coït outre mesure.

49e ÉPR. — *Grossesse normale* de trois mois, chez une personne bien portante de dix-neuf ans, mariée depuis cinq mois (*).

50e ÉPR. — *Rhume de poitrine*, depuis quelques jours, chez une fille de quatorze ans, toujours bien portante.

Toutes ces épreuves pathologiques ont été exécutées chez des personnes qui n'avaient antérieurement jamais eu recours à l'usage de l'électricité.

En examinant ces cinquante épreuves, on y voit une grande variété de combinaisons. *Il n'y a pas deux épreuves qui présentent les mêmes résultats. Les épreuves des deux maladies analogues ne se ressemblent même pas.*

C'est une preuve évidente de la grande variété des

(*) C'est dans un but de comparaison que j'ai cité cette épreuve.

nuances dans les maladies en général, et même dans les maladies analogues, chez différents individus.

La comparaison de ces épreuves nous démontre en outre que, nonobstant cette grande diversité des résultats, elles ont cependant, toutes sans exception, une analogie bien marquée.

Chaque épreuve montre des aberrations de l'épreuve normale, qui consistent en perversion plus ou moins prononcées, quant au temps ou à la force de la sensation de deux points examinés.

Cette perversion a lieu dans toutes les épreuves centrales, et s'il n'y en a pas, il y a du moins insensibilité.

Dans les épreuves centro-périphériques on observe les mêmes résultats.

Cette perversion est tellement générale, que nous la rencontrons même chez une personne enceinte tout à fait bien portante, dans l'épreuve n° 49.

Il y a naturellement, dans ces épreuves, des épreuves partielles isolées qui montrent un résultat normal. Ce n'est cependant qu'une exception.

Il faut aussi remarquer que ce n'est pas le nombre des perversions des épreuves partielles qui décide de la gravité de la maladie. Dans l'épreuve 49, par exemple, les perversions sont plus notables que dans l'épreuve 44. L'épreuve 49 a cependant été instituée chez une personne enceinte, tout à fait bien portante, tandis que l'épreuve 44 a rapport à un phthisique, qui est mort trois semaines plus tard.

Cette contradiction n'est cependant qu'apparente.

Le nombre des anomalies dépend plutôt des complications que de la maladie capitale.

Quelques applications de l'électricité suffisent en effet à détruire un bon nombre de ces déviations, quand elles ne sont que le reflet de complications de peu d'importance, tandis que chaque aberration causée par une maladie grave exige beaucoup d'applications pour rétablir l'équilibre électrique.

La ressemblance plus ou moins grande des épreuves magnéto-électriques, dans différentes maladies, permet de supposer que ces maladies, qui se présentent à nos sens sous des formes diverses, ont cependant une source commune, et que, bien que, tout à fait différentes en apparence, elles peuvent n'être que des gradations de la même affection.

Les expériences magnéto-électriques ultérieures ne manqueront pas d'expliquer et de rapprocher ces diversités et contribueront à généraliser l'idée des maladies. Ce serait, comme dans chaque science, un grand progrès pour la médecine.

OBSERVATIONS A L'ÉGARD DES ÉPREUVES N° 4 (*a*) et (*b*) INSTITUÉES CHEZ UNE PERSONNE BIEN PORTANTE.

De nombreuses épreuves magnéto-électriques, que j'ai instituées chez des personnes bien portantes, ont eu pour résultat d'établir que l'*équilibre électrique normal n'est que très rare, malgré l'apparence d'une santé parfaite*.

J'ai entrepris de nouvelles expériences à cet égard.

Mademoiselle *L. G...*, âgée de treize ans, a été guérie d'une fièvre intermittente à l'aide de l'électricité. L'équilibre électrique du corps a été parfaitement rétabli.

Comme les circonstances me permettaient d'observer cette jeune fille, qui demeurait dans mon voisinage et qui, excepté la fièvre intermittente guérie, avait été toujours bien portante, j'ai institué sur elle des épreuves magnéto-électriques toutes les deux semaines pendant une année entière, dans le but d'étudier l'équilibre électrique du corps humain dans l'état de santé.

Les épreuves nº 4 (*a*) et (*b*) sont les résultats de ces perquisitions.

Il n'y avait normalité parfaite, comme on le voit, que dans la première et dans les deux dernières épreuves.

Toutes les autres épreuves montrent des anomalies plus ou moins nombreuses. Cependant mademoiselle G... a été durant toute l'année bien portante, excepté trois indispositions.

1° Mademoiselle G... a gagné, avant la troisième épreuve, un rhume accompagné d'une toux. Cette affection catarrhale assez insignifiante a cependant duré six semaines à cause d'un mauvais temps continuel.

Les épreuves du 9 et 23 novembre et du 7 décembre, instituées pendant la durée du rhume, présentent une détérioration de l'épreuve qualitative, surtout dans les points de la tête.

L'épreuve du 2 octobre, qui présente des anomalies dans toutes les épreuves partielles de la tête, indique qu'il y avait déjà à cette époque une disposition pour cette affection.

2° Le surlendemain, après la 14e épreuve du 13 avril, qui démontre aussi une détérioration de l'équilibre électrique, mademoiselle G... a contracté une fièvre rhumatismale qui a duré trois jours et qui a cessé après une transpiration abondante spontanée.

Cette fièvre a été le résultat d'un refroidissement auquel mademoiselle G... s'est exposée deux jours avant la 14e épreuve.

Le refroidissement a donc détruit l'équilibre avant la déclaration de la fièvre ; l'épreuve 14e le constate.

Cette épreuve présente une détérioration notable en comparaison des épreuves précédentes. L'équilibre y est perverti entre les deux centres *L* et *S*, et entre ces deux centres et les mains. Il y a en outre insensibilité du sommet de la tête avec tous les autres points ; insensibilité de toutes les branches du nerf trijumeau et des mains, avec la région cervicale et insensibilité des pieds avec tous les centres.

Les anomalies nombreuses de cette épreuve m'ont permis de présager une indisposition prochaine de mademoiselle G..., qui se portait alors à merveille.

On peut s'imaginer l'étonnement de la famille, quand ce présage s'est effectivement réalisé le surlendemain.

Ce présage aurait certainement suffi pour mener le prophète directement au bûcher, dans le bon vieux temps !

3o Les épreuves 21 et 22 présentent aussi une détérioration notable de l'équilibre électrique. Elle a été provoquée par un refroidissement après un bain.

Une diarrhée, accompagnée de douleurs, est survenue après la 21e épreuve, et a cessé après la 22e épreuve.

Mon présage d'une maladie prochaine, que j'ai basé sur l'épreuve du 21 juillet, n'a pas manqué de se réaliser.

Les tables no 4 (*a*) et (*b*) sont une preuve évidente des oscillations presque continuelles de l'équilibre électrique du corps humain ; de la relation intime de ces oscillations avec l'état de la santé ; de la disposition nécessaire, marquée par les anomalies de l'épreuve, qu'il faut avoir avant de contracter une maladie, et de la signification enfin de l'électricité dans l'organisme de l'homme.

ÉPREUVES

MAGNÉTO-ÉLECTRIQUES PATHOLOGIQUES QUANTITATIVES.

Il serait superflu de donner ici des exemples des épreuves pathologiques quantitatives. Il faudrait répéter les formules précédentes, avec cette différence que le résultat y est collectif.

Il sera plus convenable de les placer dans les histoires des maladies traitées par l'électricité, que j'exposerai plus bas.

TABLEAUX

DES

ÉPREUVES MAGNÉTO-ÉLECTRIQUES.

N° 1. — ESQUISSE D'UNE ÉPREUVE.

N° *Nom du malade* *le*

1. ÉPREUVE MAGNÉTO-ÉLECTRIQUE QUALITATIVE.

ÉPREUVE CENTRALE.

		(1)	(2)
E	C	. .	. .
	L	. .	. .
	S	. .	. .
C	L	. .	. .
	S	. .	. .
L	S	. .	. .

ÉPREUVE CENTRO-PÉRIPHÉRIQUE ORDINAIRE.

		(1)	(2)			(1)	(2)
E	2m	. .	. .	E	2p	. .	. .
C	2m	. .	. .	C	2p	. .	. .
L	2m	. .	. .	L	2p	. .	. .
S	2m	. .	. .	S	2p	. .	. .
E	M	. .	. .	E	P	. .	. .
	m	. .	. .		p	. .	. .
C	M	. .	. .	C	P	. .	. .
	m	. .	. .		p	. .	. .
L	M	. .	. .	L	P	. .	. .
	m	. .	. .		p	. .	. .
S	M	. .	. .	S	P	. .	. .
	m	. .	. .		p	. .	. .

ÉPREUVE CENTRO-PÉRIPHÉRIQUE EXTRAORDINAIRE.

	(1)	(2)		(1)	(2)		(1)	(2)		(1)	(2)		(1)	(2)
E 2t	.	.	E 2t··	.	.	E 2t···	.	.	E 2f	.	.	E 2u	.	.
C 2t	.	.	C 2t··	.	.	C 2t···	.	.	C 2f	.	.	C 2u	.	.
L 2t	.	.	L 2t··	.	.	L 2t···	.	.	L 2f	.	.	L 2u	.	.
S 2t	.	.	S 2t··	.	.	S 2t···	.	.	S 2f	.	.	S 2u	.	.
E { T / t	.	.	E { T·· / t··	.	.	E { T··· / t···	.	.	E { F / f	.	.	E { U / u	.	.
C { T / t	.	.	C { T·· / t··	.	.	C { T··· / t···	.	.	C { F / f	.	.	C { U / u	.	.
L { T / t	.	.	L { T·· / t··	.	.	L { T··· / t···	.	.	L { F / f	.	.	L { U / u	.	.
S { T / t	.	.	S { T·· / t··	.	.	S { T··· / t···	.	.	S { F / f	.	.	S { U / u	.	.

2. ÉPREUVE MAGNÉTO-ÉLECTRIQUE QUANTITATIVE.

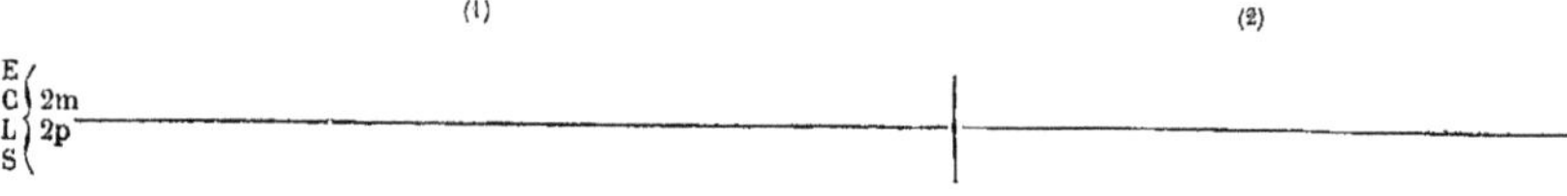

N° 2. — ÉTAT PHYSIOLOGIQUE.

2. ÉPREUVE MAGNÉTO-ÉLECTRIQUE QUALITATIVE.

ÉPREUVE CENTRALE.

	(1)	(2)
E { C	E^2C^1	
E { L	E^2L^1	
E { S	E^2S^1	
C { L	C^2L^1	
C { S	C^2S^1	
L S	L^2S^1	

ÉPREUVE CENTRO-PÉRIPHÉRIQUE ORDINAIRE.

	(1)	(2)		(1)	(2)
E 2m	$E^2 2m^1$		E 2p	$E^2 2p^1$	
C 2m	$C^2 2m^1$		C 2p	$C^2 2p^1$	
L 2m	$L^2 2m^1$		L 2p	$L^2 2p^1$	
S 2m	$S^2 2m^1$		S 2p	$S^2 2p^1$	
E { M	E^2M^1		E { P	E^2P^1	
E { m	E^2m^1		E { p	E^2p^2	
C { M	C^2M^1		C { P	C^2P^1	
C { m	C^2m^1		C { p	C^2p^1	
L { M	L^2M^1		L { P	L^2P^1	
L { m	L^2m^1		L { p	L^2p^1	
S { M	S^2M^1		S { P	S^2P^1	
S { m	S^2m^1		S { p	S^2p^1	

ÉPREUVE CENTRO-PÉRIPHÉRIQUE EXTRAORDINAIRE.

(1)	(2)	(1)	(2)	(1)	(2)	(1)	(2)	(1)	(2)
E 2t	$E^2 2t^1$	E 2t··	$E^2 2t^1$	E 2t···	$E^2 2t^1$	E 2f	$E^2 2f^1$	E 2u	$E^2 2u^1$
C 2t	$2t^2 C^1$	C 2t··	$2t^2 C^1$	C 2t···	$2t^2 C^1$	C 2f	$2f^2 C^1$	C 2u	$C^2 2u^1$
L 2t	$2t^2 L^1$	L 2t··	$2t^2 L^1$	L 2t···	$2t^2 L^1$	L 2f	$2f^2 L^1$	L 2u	$L^2 2u^1$
S 2t	$2t^2 S^1$	S 2t··	$2t^2 S^1$	S 2t···	$2t^2 S^1$	S 2f	$2f^2 S^1$	S 2u	$S^2 2u^1$
E { T	$E^2 T^1$	E { T··	$E^2 T^1$	E { T···	$E^2 T^1$	E { F	$E^2 F^1$	E { U	$E^2 U^1$
{ t	$E^2 t^1$	{ t··	$E^2 t^1$	{ t···	$E^2 t^1$	{ f	$E^2 f^1$	{ u	$E^2 u^1$
C { T	$T^2 C^1$	C { T··	$T^2 C^1$	C { T···	$T^2 C^1$	C { F	$F^2 C^1$	C { U	$C^2 U^1$
{ t	$t^2 C^1$	{ t··	$t^2 C^1$	{ t···	$t^2 C^1$	{ f	$f^2 C^1$	{ u	$C^2 u^1$
L { T	$T^2 L^1$	L { T··	$T^2 L^1$	L { T···	$T^2 L^1$	L { F	$F^2 L^1$	L { U	$L^2 U^1$
{ t	$t^2 L^1$	{ t··	$t^2 L^1$	{ t···	$t^2 L^1$	{ f	$f^2 L^1$	{ u	$L^2 u^1$
S { T	$T^2 S^1$	S { T··	$T^2 S^1$	S { T···	$T^2 S^1$	S { F	$F^2 S^1$	S { U	$S^2 U^1$
{ t	$t^2 S^1$	{ t··	$t^2 S^1$	{ t···	$t^2 S^1$	{ f	$f^2 S^1$	{ u	$S^2 u^1$

2. ÉPREUVE MAGNÉTO-ÉLECTRIQUE QUANTITATIVE.

	(2)	(1)
E, C, L, S { 2m, 2p	$E^6\ C^5\ L^4\ S^3\ 2m^2\ 2p^1$	$E^6\ C^5\ L^4\ S^3\ 2m^2\ 2p^1$

N° 3. — ÉPREUVES MAGNÉTO-ÉLECTRIQUES QUALITATIVES EXÉCUTÉES CHEZ 50 MALADES AVEC DIFFÉRENTES AFFECTIONS.

			1			2			3			4			5	
		(1)	—	(2)	(1)	—	(2)	(1)	—	(2)	(1)	—	(2)	(1)	—	(2)
E	C		0			0			0			E			E	
	L		0			0			0			E			E	
	S		0			0			0			E			E	
C	L		C		0		C	C		*N*	*N*		C^1L^2	#		Z
	S		C			0			C^1S^2		*N*		Z	#		Z
L	S		S			0		*N*		Z		Z			Z	
E	M	0		M		0			0			E		E		*N*
	m	0		m		0			0			E		E		*N*
C	M		Z		C^1M^2		*N*		Z			M			Z	
	m		Z		0		C^1M^2		Z			m			Z	
L	M		Z		*N*		M		Z			M			M = L	
	m		Z		Z		m		Z			m			m = L	
S	M		Z			0			Z			S		#		Z
	m		Z			0			Z			S		#		Z
E	P		0			0			0			E			E	
	p		0			0			0			E			E	
C	P		C		C		*N*		*N*			P			Z	
	p		C		0		*N*		*N*			p			Z	
L	P		P			*N*			*N*			P		$L^2 \| P^1$		#
	p	L		Z		*N*			*N*			p		$L^2 \| p^1$		#
S	P		*N*			0.			*N*			S			$S^2 \| P^1$	
	p	*N*		S		0			*N*			S			$S^2 \| p^1$	

			6			7			8			9			10	
		(1)	—	(2)	(1)	—	(2)	(1)	—	(2)	(1)	—	(2)	(1)	—	(2)
E	C		0			0			0			0			0	
	L		0			0			0			0			0	
	S		0			0			0			0			0	
C	L	C		*N*	C		*N*		0		C		*N*	C		0
	S	Z		S		*N*			0			0			0	
L	S		S			S		L		Z		N			0	
E	M		0			E			0			0			0	
	m		0			E			0			0			0	
C	M	Z		M	Z		M	C		0	0		M		M	
	m	Z		m	Z		m	C		0	0		m		m	
L	M		M			M			M		Z		M		M	
	m		m			m			m		Z		m		m	
S	M		Z			M			M		*N*		Z		0	
	m		Z			m			m		*N*		Z		0	
E	P		0			0			0			0			0	
	p		0			0			0			0			0	
C	P		*N*			*N*			0		0		C		0	
	p		*N*			*N*			0		0		C		0	
L	P	N		P		P^1L^2			0			0		L		0
	p	L		p		p^1L^2			0			*N*		L		0
S	P		S		*N*		S		0			*N*			0	
	p	S		0	*N*		S		0			*N*			0	

		11 (1)	11 —	11 (2)	12 (1)	12 —	12 (2)	13 (1)	13 —	13 (2)	14 (1)	14 —	14 (2)	15 (1)	15 —	15 (2)
E	C		0		0		E		E			0		E		0
E	L		0		L		0		E			0			E	
E	S		0			S			E			0			0	
C	L		*N*		C		0	$C^2\|L^1$		L		*N*			*N*	
C	S		Z		S		0		S			Z		S^1C^2		Z
L	S		Z			0			S			Z			Z	
E	M		0			0			E			M			E	
E	m		0			0			E			m			E	
C	M		0		0		M		M			M			Z	
C	m		0		0		m		m			m			Z	
L	M	$L^2\|M^1$		Z		0			M			M			Z	
L	m	*N*		Z		0			m			m			Z	
S	M	*N*		Z		0		Z		M		Z			$S^1\|M^2$	
S	m	*N*		Z		0		Z		m	S^1m^2		Z		$S^1\|m^2$	
E	P		0			0			E			0			E	
E	p		0			0			E			0			E	
C	P		0		P		0	0		P	Z		0		Z	
C	p		0		p		0		p		$C^1\|p^3$		Z		Z	
L	P		L		Z		P		P		0		P	*N*		Z
L	p		L			p			p			p		*N*		Z
S	P		S			0		*N*		Z		0			*N*	
S	p		S			0		*N*		Z		Z			*N*	

		16 (1)	16 —	16 (2)	17 (1)	17 —	17 (2)	18 (1)	18 —	18 (2)	19 (1)	19 —	19 (2)	20 (1)	20 —	20 (2)
E	C		0			E		E		0		0			E	
E	L		0			E			E			L			E	
E	S		0		0		E		E			S			E	
C	L	0		*N*		C		#		$C^1\|L^2$		*N*			C	
C	S		Z			S			Z			Z		C		S
L	S	Z		S		S			$L^1\|S^2$			Z			S	
E	M		0			0		E		0		0			E	
E	m		0			0		E		0		m			E	
C	M		0			M			Z			M			M	
C	m		0			m			Z			m			m	
L	M		0			M			$L^1\|M^2$			M			M	
L	m		0			m			$L^1\|m^2$			m			m	
S	M		0			M			Z			*N*			M	
S	m		0			m			Z			*N*			m	
E	P		0			E		0		E		0			E	
E	p		0			E		0		E		0			E	
C	P	C^1P^2		P		P		*N*		C	C		*N*		N	
C	p	*N*		Z		p		*N*		C	C		*N*		N	
L	P		P			L			0			*N*			P	
L	p		p		L^1P^2		Z		0			*N*			p	
S	P	*N*		#		S		S		*N*		*N*		S^1P^2		Z
S	p		*N*			S		S		*N*		*N*		S^1p^2		Z

		21 (1)	21	21 (2)	22 (1)	22	22 (2)	23 (1)	23	23 (2)	24 (1)	24	24 (2)	25 (1)	25	25 (2)
E	C		E		0		C		E			0			0	
	L		E			L			E		L		0	0		E
	S		E		0		S	*N*		0	0		E		0	
C	L	C		*N*		Z		C		*N*		Z			0	
	S		S			Z		Z		S		Z		C		0
L	S		S			*N*			S			$L^1 \Vert S^2$			0	
E	M		M			0			E			0			E	
	m		m			m			E			0			E	
C	M		M			M			Z			M			M	
	m		m			m			Z			m			m	
L	M		M			Z			Z			$L^1 \Vert M^2$			M	
	m		m			Z			Z			$L^1 \Vert m^2$			m	
S	M	#		Z		*N*		*N*		Z		$S^1 \Vert M^2$			M	
	m	#		Z		*N*		*N*		Z		$S^1 \Vert m^2$			m	
E	P		E		E		N		E			0			E	
	p		E			N			E			0			E	
C	P		C			*N*			C			Z			C	
	p		C			*N*			C			Z			C	
L	P	#		P		*N*		0		P		Z			0	
	p	#		p		*N*		0		p		Z			0	
S	P	$S^2 \Vert P^1$		S		*N*			S			*N*			S	
	p	$S^2 \Vert p^1$		S		*N*			S			*N*			S	

		26 (1)	26	26 (2)	27 (1)	27	27 (2)	28 (1)	28	28 (2)	29 (1)	29	29 (2)	30 (1)	30	30 (2)
E	C		0			E			0			0		E		0
	L		0			0			0			0		E		0
	S		0			0			0			0			E	
C	L		0		0		$C^2 \Vert L^1$	C		0		0			$C^2 \Vert L^1$	
	S		S			Z		C		S	Z		S		$C^1 \Vert S^2$	
L	S		S			Z		S^1L^2		S	0		S	L^1S^2		$L^1 \Vert S^2$
E	M		0			0			0			E			0	
	m		0			0			0			E			0	
C	M		M			M		Z		M		M			M	
	m		m			m		Z		m		m			m	
L	M		M		$L^1 \Vert M^2$		M		M			0			M	
	m		m		$L^1 \Vert m^2$		m		m			0			m	
S	M		*N*		#		Z		Z			$S^2 \Vert M^1$			M	
	m		*N*		S^1m^2		Z		Z			*N*			m	
E	P		0			0			0			0			E	
	p		0			0			0			0			E	
C	P		0			*N*		P^1C^2		P		P		C^1P^2		p
	p		0		*N*		0	*N*		C		p		C^1p^2		p
L	P		0			*N*		P^1L^2		P		0			$L^1 \Vert P^2$	
	p		0			*N*		p^1L^2		p		0			$L^1 \Vert p^2$	
S	P		S		S		0		*N*			S			*N*	
	p		S			0			*N*		*N*		S		N	

			31			32			33			34			35	
		(1)	—	(2)	(1)	—	(2)	(1)	—	(2)	(1)	—	(2)	(1)	—	(2)
E	C		*N*		*N*		Z		0			E			0	
	L		Z			E		0		E		E			0	
	S		*N*		E		*N*		0			E			0	
C	L		Z			C		0		C		L		*N*		Z
	S		Z		*N*		Z		S			S		Z		S
L	S		$L^{1}\Vert S^{2}$			S			S			Z		Z		S
E	M	#		Z	E		*N*		0			E			0	
	m	m=E		Z	E		*N*	0		E		E			0	
C	M	*N*		Z		*N*			Z			Z		Z		M
	m	m		Z		*N*			Z			m		Z		m
L	M		*N*			M			Z			Z			Z	
	m		Z			m			Z			Z			Z	
S	M		*N*			*N*			*N*			Z			*N*	
	m		Z			*N*			*N*			*N*			*N*	
E	P		*N*			E		0		E		E			0	
	p	E=p		#		E			E			E			0	
C	P		*N*			C		C		0		*N*		*N*		P
	p	#		p=C		C		*N*		0		*N*		*N*		Z
L	P	L		*N*		P			L		L		*N*	*N*		P
	p		$L^{2}\Vert p^{1}$			p			L		L		*N*		Z	
S	P	S		*N*		*N*			S			S			S	
	p		***N***			*N*			S			S			S	

			36			37			38			39			40	
		(1)	—	(2)	(1)	—	(2)	(1)	—	(2)	(1)	—	(2)	(1)	—	(2)
E	C		0			*N*		*N*		0		E			0	
	L		0			E		*N*		0		E			0	
	S		0			E			E			E			0	
C	L		C			C			0			Z		#		L
	S	*N*		S	C		Z		0			S		$S^{1}C^{2}$		Z
L	S	Z		S	L		S		L			Z		$S^{1}L^{2}$		Z
E	M		0			E			0			E			0	
	m		E			E			0			0			0	
C	M	C		M	Z		M		M			M			Z	
	m	*N*		m	Z		m		m			m			Z	
L	M		L			M			0			M			Z	
	m		L			m			m			m			Z	
S	M	S		0		M		S		0		#			$S^{1}\Vert M^{2}$	
	m	S		0		m		S		m	$S^{2}\Vert m^{1}$		#		$S^{1}\Vert m^{2}$	
E	P		0			E			0		0		E		0	
	p		0			E			0		0		E		0	
C	P		0		$C^{2}\Vert P^{1}$		P		0		P		0	C		*N*
	p		0			p			0		p		0	*N*		$C^{1}p^{2}$
L	P		0			P			0		#		P		*N*	
	p		0			p			0			0			*N*	
S	P		0		*N*		Z		0			S		S		*N*
	p		0		*N*		Z		0			S			*N*	

		(1)	41	(2)	(1)	42	(2)	(1)	43	(2)	(1)	44	(2)	(1)	45	(2)
E	C		0			0			0			E			E	
	L		0			0			0			0			E	
	S		0			0			0			0			E	
C	L	*N*		L¹C²		0			Z			C			Z	
	S	S¹C²		S═C		0			Z			C			Z	
L	S	S¹L²		Z		0		S¹L²		Z		L			Z	
E	M		0			0			0			0			0	
	m		0			0			0			0			0	
C	M	M¹C²		M		M			Z			*N*			M	
	m	C¹‖m²		m		m			Z			*N*			m	
L	M		M		0		M		M			Z			Z	
	m	Z		m	0		m		m			Z			Z	
S	M	S		M		#			*N*		Z		M		Z	
	m		Z			#			Z			Z			Z	
E	P		0		E		0	E		0		0			E	
	p		0		E		0	E		0		0			E	
C	P		C			C		*N*		0		C			P	
	p		C			C		*N*		C		C			p	
L	P	L		0		L		*N*		P		L			Z	
	p		L			L		Z		p		L			Z	
S	P		S			*N*			S			S			S	
	p		S			S			S			S		*N*		Z

		(1)	46	(2)	(1)	47	(2)	(1)	48	(2)	(1)	49	(2)	(1)	50	(2)
E	C		0			E			0			0			0	
	L		0			E			0			0			0	
	S		E			E			0			0			0	
C	L		C		*N*		C¹‖L²		*N*			C			C	
	S		C			Z			Z			C			S	
L	S		S			Z			Z			S			S	
E	M		0			E			0			0			0	
	m		0			E			0			0			0	
C	M		Z			Z		Z		M		Z			*N*	
	m		Z			Z		Z		m		Z			*N*	
L	M		M			Z			M			M		Z		M
	m		m			Z			m			m		Z		m
S	M		Z			Z			*N*			Z			*N*	
	m		Z			*N*			*N*			Z			*N*	
E	P		0			0			0			0			0	
	p		0			0			0			0			0	
C	P	P		0		Z			0			C			*N*	
	p	p		0		Z			0			C			*N*	
L	P		P		P¹L²		Z		Z			P		*N*		L
	p	0		p	p¹L²		*N*		Z			p		*N*		L
S	P		*N*			*N*			S			Z			*N*	
	p		*N*			*N*			S			Z			*N*	

... PENDANT UNE ANNÉE ENTIÈRE
CHEZ UNE PERSONNE BIEN PORTANTE.

	1	2	3	4	5	6	7	8	9	10	11	12	13	14
	12 oct.	26 oct.	9 nov.	23 nov.	7 déc.	21 déc.	5 janvier.	10 janvier.	2 février.	16 févr.	2 mars	16 mars.	30 mars.	13 avril.
	(1) (2)	(1) (2)	(1) (2)	(1)	(1) (2)	(1) (2)	(1) (2)	(1) (2)	(1) (2)	(1) (2)	(1) (2)	(1) (2)	(1) (2)	(1) (2)
E { C	N	0	0	0	N	E	0	0	0	0	0	0	0	0
E { L	N	0	0	0	N	E	0	0	0	0	0	0	0	0
E { S	N	0	0	0	0	E	0	0	0	0	0	0	0	0
C { L	N	N	N	N	N	N	N	N	N	N	N	N	N	N
C { S	N	N	N	N	N	N	N	N	N	N	N	N	N	N
L S	N	N	N	N	N	N	N	N	N	N	N	N	N	N
E 2m	N	E	0	0	E	E	0	0	0	0	0	0	0	0
C 2m	N	N	N	N	N	N	N	0	N	N	N	N	N	N
L 2m	N	N	N	N	N	N	N	N	N	N	N	N	N	N
S 2m	N	N	N	N	N	N	N	N	N	N	N	N	N	N
E 2p	N	E	0	0	E	E	0	0	0	0	0	0	0	0
C 2p	N	N	N	N	N	N	N	N	N	N	N	N	0	0
L 2p	N	N	N	N	N	N	N	N	N	N	N	N	0	0
S 2p	N	N	N	N	N	N	N	N	N	N	N	N	N 0	0
E 2t	N	E	0	0	E	E	E	0	N	0	0	0	0	0
C 2t	N	N	N	N	N	N	N	0	N	N	N	N	N	0
L 2t	N	N	N	N	N	N	N	N	N	N	N	N	N	N
S 2t	N	N	N	N	N	N	N	N	N	N	N	N	N	N
E 2t··	N	E	0	0	E	E	E	0	N	0	0	0	0	0
C 2t··	N	N	N	N	N	N	N	0	N	N	N	N	N	0
L 2t··	N	N	N	N	N	N	N	N	N	N	N	N	N	N
S 2t··	N	N	N	N	N	N	N	N	N	N	N	N	N	N
E 2t···	N	E	0	0	E	E	E	0	N	0	0	0	0	0
C 2t··	N	N	N	N	N	N	N	0	N	N	N	N	N	0
L 2t···	N	N	N	N	N	N	N	N	N	N	N	N	N	N
S 2t···	N	N	N	N	N	N	N	N	N	N	N	N	N	N
E 2f	N	E	0	0	E	E	E	0	N	0	0	0	0	0
C 2f	N	N	N	N	N	N	N	0	N	N	N	N	N	N
L 2f	N	N	N	N	N	N	N	N	N	N	N	N	N	N
S 2f	N	N	N	N	N	N	N	N	N	N	N	N	N	N

N° 4 (*b*). — ÉPREUVES MAGNÉTO-ÉLECTRIQUES QUALITATIVES EXÉCUTÉES TOUTES LES DEUX SEMAINES PENDANT UNE ANNÉE ENTIÈRE CHEZ UNE PERSONNE BIEN PORTANTE.

	15 — 27 avril.	16 — 11 mai.	17 — 25 mai.	18 — 8 juin.	19 — 22 juin.	20 — 6 juillet.	21 — 20 juillet.	22 — 3 août.	23 — 17 août.	24 — 31 août.	25 — 14 sept.	26 — 28 sept.	27 — 12 oct.	28 — 26 oct.
	(1) (2)	(1) (2)	(1) (2)	(1) (2)	(1) (2)	(1) (2)	(1) (2)	(1) (2)	(1) (2)	(1) (2)	(1) (2)	(1) (2)	(1) (2)	(1) (2)
E { C	0	0	0	0	N	0	E	N	N	0	N	0	N	N
E { L	0	0	0	0	0	0	N	N	N	0	N	0	N	N
E { S	0	0	0	0	N	0	E	N	F	0	N	0	N	N
C { L	N	0	N	N	0	N	N	N	N	N	N	N	N	N
C { S	N	0	0	N	N	N	N	N	N	N	N	N	N	N
L S	N	N	0	N	N	N	N	N	N	N	N	N	N	N
E 2m	0	0	0	N	N	0	E^2m^1M	$E^2 2m^1<m$	E	E	N	0	N	F
C 2m	N	N	N	N	N	N	C^2M^1m	$C^2 2m^1<M$	N	N	N	N	N	N
L 2m	N	N	N	N	N	N	L^2M^1m	$L^2 2m^1<M$	N	N	N	N	N	N
S 2m	N	N	0	N	N	N	S^2M^1m	$S^2 2m^1<M$	N	N	N	N	N	N
E 2p	0	0	0	0	N	0	E^2p^1P	0 E	0	0	0	0	N	N
C 2p	N	N	N 0	N	N	N	C^2P^1p	$C^2 2p^1<P$	N	N	N	N	N	N
L 2p	N	N	N 0	N	N	N	L^2P^1p	$L^2 2p^1<P$	N	N	N	N	N	N
S 2p	N	N	N 0	N	N	N	S^2P^1p	$S^2 2p^1<P$	N	N	N	N	N	N
E 2t	0	0	0	0	0	0	0	0	E	0	0	0	N	N
C 2t	N	N	N	N	N	N	T^2t^1C	$2t^2<tC^1$	N	N	N	N	N	N
L 2t	N	N	N	N	N	N	T^2t^1L	$2t^2<tL^1$	N	N	N	N	N	N
S 2t	N	N	N	N	N	N	T^2t^1S	$2t^2<tS^1$	N	N	N	N	N	N
E 2t··	0	0	0	0	0	0	0	0	E	0	0	0	N	N
C 2t··	N	N	N	N	N	N	T^2t^1C	$2t^2<tC^1$	N	N	N	N	N	N
L 2t··	N	N	N	N	N	N	T^2t^1L	$2t^2<tL^1$	N	N	N	N	N	N
S 2t··	N	N	N	N	N	N	T^2t^1S	$2t^2<tS^1$	N	N	N	N	N	N
E 2t···	0	0	0	0	0	0	0	0	E	0	0	0	N	N
C 2t···	N	N	N	N	N	N	T^2t^1C	$2t^2<tC^1$	N	N	N	N	N	N
L 2t···	N	N	N	N	N	N	T^2t^1L	$2t^2<tL^1$	N	N	N	N	N	N
S 2t···	N	N	N	N	N	N	T^2t^1S	$2t^2<tS^1$	N	N	N	N	N	N
E 2f	0	0	0	0	0	0	0	0	E	0	0	0	N	N
C 2f	N	N	N	N	N	N	F^2f^1C	$2f^2<fC^1$	N	N	N	N	N	N
L 2f	N	N	N	N	N	N	F^2f^1L	$2f^2<fL^1$	N	N	N	N	N	N
S 2f	N	N	N	N	N	N	F^2f^1S	[illegible]	N	N	N	N	N	N

OBSERVATIONS

QUANT AUX CURES ÉLECTRIQUES, QUANT AUX APPLICATIONS DE L'ÉLECTRICITÉ EN GÉNÉRAL ET QUANT AUX ÉPREUVES MAGNÉTO-ÉLECTRIQUES.

Nous avons vu, dans les chapitres précédents, que les épreuves magnéto-électriques sont une véritable pierre de touche dans le diagnostic de l'état physiologique et pathologique de l'organisme humain ; que la moindre impression provoquée par une cause quelconque sur le corps de l'homme se révèle à l'instant même dans l'épreuve magnéto-électrique par un changement plus ou moins notable ; que l'on peut découvrir des déviations de l'électricité, des germes de maladie pour ainsi dire, dans un état de santé parfait en apparence ; que l'on peut, à l'aide des épreuves électriques, se rendre compte de chaque amélioration ou aggravation de l'état pathologique ; que l'application de l'électricité la plus convenable est celle qui met le sommet de la tête et le creux de l'estomac en relation avec un pôle d'un appareil électrique, et les extrémités avec l'autre pôle et qu'il faut changer les pôles à chaque séance successive ; enfin, que chaque genre d'électricité et l'aimant lui-même sont en état de réaliser la guérison d'une maladie curable.

Les guérisons suivantes, dont les détails n'ont pour but que de donner des exemples de l'application des différents genres d'électricité selon ma méthode, sont aussi très limitées quant au nombre. Je n'ai donné qu'une histoire pour chaque genre d'électricité, ne voulant pas surcharger sans nécessité un récit destiné à un concours.

Ces histoires concernent principalement des femmes; nous nous adressons à elles de préférence, à cause des épreuves qualitatives possibles avec les mamelles.

Dans ces histoires ne se trouve nullement épuisé le sujet que je traite; mais elles prouveront, je le crois, la vérité de ce que nous avons annoncé.

C'est à dessein que je ne donne aucun exemple des maladies regardées jusqu'à présent comme non curables par l'électricité, et que je suis néanmoins parvenu à guérir à l'aide de cette force; je ne voudrais pas qu'il pût venir à la pensée de personne que je veux promettre plus qu'il n'est réellement possible de tenir (*).

Je ne suis pas encore en état de pouvoir donner consciencieusement des indications et des contre-indications pour l'usage de l'électricité dans les maladies.

Depuis treize ans, j'ai complétement consacré le temps dont je pouvais disposer à faire les recherches que je présente aujourd'hui à la publicité.

Je ne peux, quant à présent, qu'indiquer des procédés empiriques, mais toutefois certains, qui peuvent décider le médecin à poursuivre l'usage de l'électricité, ou à le cesser dans telle ou telle maladie.

Ce sont les épreuves magnéto-électriques qu'il devra consulter sous ce rapport. Elles ne manqueront jamais de lui tracer avec certitude la voie qu'il doit suivre.

Si ces épreuves montrent une amélioration visible après l'application de l'électricité, l'usage de cette force est indi-

(*) Les expériences multipliées faites par les médecins qui voudront continuer mes recherches donneront, je l'espère, plus d'étendue au cadre des maladies où l'électricité peut être appliquée avec fruit.

qué. S'il y a, au contraire, une détérioration notable dans ces épreuves, la contre-indication de l'usage de l'électricité est posée.

Il ne faut cependant pas se laisser tromper par l'aggravation de la maladie elle-même, par l'augmentation inusitée des souffrances, ni par le retour des maladies anciennes, guéries même depuis longtemps.

Si l'on trouve une amélioration dans les épreuves magnéto-électriques, on peut être sûr que l'aggravation de la maladie n'est qu'apparente ; que l'on a affaire à une réaction de l'organisme, à un moment critique, provoquée par l'usage de l'électricité, et que, sous ce point de vue, elles ne peuvent avoir qu'une signification favorable et un résultat salutaire.

Si les épreuves électriques montrent au contraire des détériorations qui ne peuvent être attribuées à une influence nuisible, à laquelle le malade aurait pu être exposé depuis la dernière épreuve électrique, et si cette détérioration persiste, malgré quelques applications suivantes, il faut s'abstenir de l'usage ultérieur de l'électricité, alors même que la maladie ne présenterait aucune aggravation sensible. L'aggravation de la maladie, dans ce cas, ne manquera pas de se manifester bientôt.

Il arrive quelquefois que les améliorations qui avaient successivement lieu dans les épreuves électriques s'arrêtent tout d'un coup, et que nonobstant les applications réitérées de l'électricité, la dernière formule pathologique reste stationnaire.

C'est dans les maladies où il y a des complications que cela arrive. Les améliorations successives des formules électriques sont la conséquence de la guérison graduelle par l'électricité des complications moins graves. La dernière formule pathologique qui reste stationnaire, concerne l'affection principale du malade.

Il ne faut pas discontinuer dans ces cas l'usage de l'électricité, à moins qu'on ne rencontre une détérioration notable dans la formule pathologique qui, comme je viens de le dire, ne permettrait pas l'usage ultérieur de cette force.

Les épreuves magnéto-électriques doivent dans tous ces cas être complètes, afin que l'on puisse se rendre un compte exact et sûr, qui seul est en état de décider si l'usage de l'électricité doit être prolongé ou non.

Il ne faut pas exagérer les succès des cures électriques, et pour ne pas être accusé de cette tendance, je déclare, une fois pour toutes, que, quant à présent, je n'envisage nullement l'électricité comme un remède universel, qui puisse être appliqué avec succès dans toutes les maladies possibles. Mais je ne partage pas non plus l'opinion des médecins qui ont voulu trop en restreindre les applications. Leur opinion peut du reste être parfaitement expliquée et même basée sur l'expérience dans tous les cas où ces médecins ont appliqué l'électricité localement, ou avec trop de vigueur ; où ils ont eu recours à un appareil qui, n'ayant pas subi le contrôle d'une épreuve chimique (la plus sûre de toutes), n'a pas des pôles distincts ; s'ils ont appliqué un pôle d'un côté et l'autre pôle de l'autre côté de la ligne médiane du corps, ce qui arrive le plus souvent par rapport aux extrémités, etc.

Dans tous ces cas, l'électricité ne joue que le rôle d'un moyen irritant, excitant ; naturellement aussi elle ne peut sous ce point de vue être employée impunément que dans les genres de maladies où les remèdes excitants présentent à juste titre une indication pour leur application.

L'application de l'électricité, d'après ma méthode, n'irrite aucunement les malades; au contraire, cette force peut ici jouer le rôle d'un calmant et peut être mise en usage même chez les femmes les plus nerveuses. Il arrive enfin souvent que des personnes qui étaient en proie à une excitation nerveuse des plus vives avant l'application de l'électricite, s'endorment pendant la séance.

Je n'ai jamais recours aux secousses électriques vigoureuses. Tandis que l'on recherche ordinairement des appareils électriques doués d'une force qui peut être prodigieusement augmentée, ce ne sont que des appareils dont la force peut être diminuée à volonté, jusqu'au point de devenir imperceptible, que je mets en usage.

Je n'ai principalement en vue que la réalisation des courants continus et constants.

Les courants les plus faibles peuvent produire quelquefois d'heureux résultats, mais il ne faut pas mesurer ces succès par la force de l'action physique des secousses visibles provoquées par les appareils. Il faut l'étudier dans le résultat des épreuves magnéto-électriques, instituées avant et après l'application de ces courants.

L'application du galvanisme sous la forme d'un courant continu très faible, l'usage de l'aimant et de l'électro-aimant à distance (et ici l'on ne pourra admettre que la présence des courants), ne provoquent souvent aucune sensation ni visible, ni appréciée par le malade ; et pourtant les résultats découverts par les épreuves magnéto-électriques sont indubitables.

Il ne faut pas oublier, dans tous ces cas, que l'action de

l'électricité en général, sans en excepter l'organisme de l'homme, quelque faible qu'on puisse la supposer, ne peut jamais être nulle. Son action doit provoquer des résultats physiques et chimiques plus ou moins marqués.

L'action chimique de l'électricité appliquée à l'organisme de l'homme n'a pas encore été suffisamment étudiée par les médecins. Je serais cependant porté à lui attribuer un grand rôle dans toutes les applications au corps humain.

Le temps nécessaire pour guérir une maladie dépend, comme pour tous les autres traitements, de sa gravité et de sa durée.

Les effets de cette force sont en effet parfois surprenants dans les maladies aiguës et même chroniques de courte durée. Mais il ne faut nullement avoir la prétention d'obtenir des résultats éclatants après quelques séances, dans les maladies chroniques, invétérées, qui ont résisté à des traitements antérieurs prolongés.

Il serait temps de se défaire, une fois pour toutes, d'un préjugé trop accrédité, qui attribue à l'électricité une efficacité instantanée presque miraculeuse.

Il ne faut pas oublier, non plus, qu'en traitant les maladies d'après ma méthode, on ne dirige pas l'électricité contre telle ou telle affection. On l'applique universellement et l'on traite de cette manière toutes les affections, toutes les complications qui siégent dans l'organisme du malade.

Le genre d'application de l'électricité que j'ai proposé, et qui est le même pour toutes les maladies (*), paraîtra sans doute ridicule. Sans vouloir exposer et développer ici

(*) Savoir : les applications d'un pôle aux centres, et de l'autre aux extrémités.

mes idées théoriques, pour rester fidèle à l'engagement que j'ai pris, je me contenterai de faire remarquer que ce genre d'application est analogue aux courants électriques propres de l'organisme.

Si après avoir réalisé la formule physiologique par une cure électrique heureuse, on continue cette application, on ne détruit jamais l'équilibre électrique rétabli du corps, ce qui prouve à l'évidence l'analogie de ces courants électriques factices avec ceux de l'organisme humain.

C'est donc en rétablissant et en *normalisant* les courants électriques propres du corps, à l'aide de courants analogues factices, que l'on est en état de normaliser la perversion ou l'insuffisance de ces premiers courants.

Ce genre d'application de l'électricité mène en effet au but dans toutes les maladies curables, mais ce n'est pas toujours par le chemin le plus court.

Je me trouve dans ce moment sur une nouvelle voie de recherches qui semblent promettre de pouvoir encore simplifier l'application de l'électricité et de pouvoir accélérer la guérison.

Ces recherches ne sont cependant pas assez mûries par l'expérience pour que je puisse les publier aujourd'hui.

Quelques observations sont encore nécessaires quant aux épreuves magnéto-électriques.

Les épreuves électriques qualitatives ne sont pas strictement nécessaires dans une cure électrique.

L'épreuve électrique quantitative suffit toujours, et c'est elle seule qui donne la pleine conviction d'une guérison complète.

Les épreuves qualitatives ont cependant une valeur scientifique incontestable et rendent compte pas à pas pour ainsi dire du progrès de la cure, ce qui ne peut nullement être indifférent au médecin et au malade.

L'épreuve quantitative n'est pas si évidente, quant au progrès de la cure, surtout au commencement; mais c'est elle qui prononce l'arrêt définitif dans chaque guérison.

La manière la plus logique de faire des épreuves qualitatives consiste dans le procédé suivant :

1° On fait préalablement une épreuve électrique entre les centres et les extrémités, en examinant les mains simultanément, et les pieds aussi simultanément avec les centres.

2° Ce n'est qu'après avoir normalisé les mains et les pieds, mis simultanément à l'épreuve, que l'on examine chaque main et chaque pied séparément avec les centres. On épargne de cette manière le temps; car ce n'est qu'après avoir normalisé l'équilibre des mains et des pieds examinés simultanément avec les centres, que l'on peut rétablir l'équilibre électrique de chaque main et de chaque pied à l'égard des centres.

3° Après le rétablissement de l'équilibre électrique de cette dernière épreuve, on procède à l'examen des points de la tête. Il est superflu de les examiner séparément (c'est-à-dire chaque branche du nerf trijumeau et du nerf facial de chaque côté); car si ces points mis simultanément à l'épreuve avec les centres montrent un équilibre normal, ils sont aussi normaux, examinés séparément.

L'examen de ces points avec le sommet de la tête fait cependant une exception, ce qui nécessite aussi un examen du sommet de la tête avec chaque autre point de cette partie du corps séparément.

4° Après avoir réalisé l'équilibre des points de la tête, on institue chez les femmes des épreuves avec les mamelles. On exécute ces épreuves en soumettant les mamelles simultanément, et chaque mamelle séparément, à l'examen avec les centres.

5° Après avoir rétabli l'équilibre de toutes ces épreuves et celui des centres qui appartiennent à la catégorie des épreuves qualitatives, on a recours aux épreuves quantitatives.

On peut cependant, dans un but scientifique, ne pas négliger l'usage des épreuves quantitatives depuis le commencement de la cure électrique.

EXEMPLE

D'UNE GUÉRISON RÉALISÉE PAR L'APPLICATION DE L'ÉLECTRICITÉ STATIQUE.

1° Électricité statique.

M. S..., âgé de quarante ans, bien constitué, a gagné tout d'un coup, il y a cinq mois, une affection particulière de l'œil gauche.

La paupière supérieure, qui avait continuellement une tendance à se fermer, lui paraissait lourde ; les objets contemplés avec cet œil lui semblaient être doubles.

Cette affection s'est déclarée immédiatement après le premier accès d'une fièvre intermittente, qui était à cette époque une maladie fréquente.

La fièvre a été guérie par la quinine, et après la guérison de la fièvre, l'affection de l'œil a aussi disparu.

La maladie de l'œil s'est renouvelée, il y a quatre

semaines, sans aucune raison palpable. Il y a cependant un soupçon de refroidissement.

Le malade, en baissant les globes des yeux, louche, et c'est surtout dans cette position que les objets situés du côté interne de l'œil affecté lui paraissent être doubles.

Le malade ressent sans cesse une gêne au-dessus du globe de l'œil malade, qui est exhaussé par les mouvements de l'œil.

La paupière supérieure du côté malade est un peu abaissée, et paraît par conséquent plus large que celle de l'autre côté.

La lumière ne rend pas la vision difficile. Cependant la pupille du côté malade est moins sensible à la lumière que celle du côté opposé.

Le globe de l'œil malade est plus saillant que celui de l'œil sain.

Cette affection est donc basée sur une inaction, une espèce de paralysie des muscles influencés par le nerf moteur oculaire commun, et par conséquent sur un excès d'activité du muscle grand oblique, antagoniste des muscles mentionnés.

Cette affection paraît être le résultat d'un rhumatisme causé par un refroidissement.

Le malade a eu, durant la fièvre intermittente citée, des douleurs vives au-dessus du globe de l'œil. La douleur se manifestait constamment pendant l'accès de la fièvre, et a disparu au quatrième et dernier accès.

La douleur a reparu avant la rechute de l'affection de l'œil; mais aussitôt que celle-ci s'est déclarée, la douleur a cessé.

Le malade a été toujours bien portant depuis son enfance,

excepté une éruption dartreuse (syphilitique?) qui siégeait dans la région des chevilles du pied gauche. Cette éruption a été guérie par un traitement mercuriel. Un refroidissement auquel il s'est alors exposé a déterminé des douleurs rhumatismales qui migraient d'une partie du corps à l'autre et qui ont tourmenté le malade pendant cinq mois.

Il y a quelques années que cette dernière maladie a eu lieu.

Le malade a aussi contracté plusieurs gonorrhées, dont la dernière, qui a cessé il y a deux ans, a duré une année entière. Depuis ce temps le malade a de la difficulté à uriner.

Il faut aussi noter que l'ouïe du malade est dure depuis une dizaine d'années.

Il n'y a, du reste, rien de remarquable chez ce malade.

J'ai entrepris l'usage de l'électricité après un traitement ordinaire de quatre semaines, qui n'a donné aucun résultat favorable.

Application. — J'ai appliqué chez ce malade l'électricité statique en mettant le sommet de la tête et le creux de l'estomac en relation avec le conducteur et les mains, ainsi que les pieds, avec le coussinet de la machine électrique, et *vice versâ*.

J'ai placé le malade sur un fauteuil isolé.

Observations. — Le malade a été guéri après la huitième séance électrique.

1. La gêne au-dessus du globe de l'œil malade a sensiblement diminué après la première application, bien que la douleur se soit de nouveau déclarée dans ladite région.

2. Après la seconde application, le malade a ressenti des douleurs dans la région sus-orbitaire et dans l'oreille

du côté affecté. Ces douleurs, ainsi que celle située au-dessus du globe de l'œil, et qui n'a pas cessé, ont été accompagnées de bourdonnements du même côté.

La vue s'est un peu améliorée.

Une inflammation au petit doigt du pied gauche s'est manifestée. Le doigt est tuméfié, rouge, douloureux.

3. Après la troisième application la vue s'est sensiblement améliorée; le sentiment d'obstacle sur le globe de l'œil a diminué; la douleur au-dessus du globe de l'œil, ainsi que celle du doigt, ont augmenté.

4. Après la quatrième application, s'est déclarée dans la soirée une réaction fébrile qui a eu lieu à dix heures du matin et a duré jusqu'à deux heures après minuit. Un abcès, qui s'était formé au doigt, s'est ouvert spontanément. Un peu de pus en est sorti avec grand soulagement du malade. La douleur au-dessus du globe de l'œil a disparu et ne s'est plus manifestée.

Le malade s'est trouvé, sans aucune comparaison, mieux le lendemain par rapport à la vue. L'obstacle sur le globe de l'œil a beaucoup diminué; la paupière est sensiblement moins lourde.

5. Après la cinquième application, tous les symptômes morbides de l'œil diminuent par degrés, visiblement.

6. Après la sixième application l'amélioration graduelle persiste.

7. La gêne au-dessus du globe de l'œil a complétement disparu après la septième application.

La vue est tout à fait normale; la paupière ne présente rien de morbide; la santé du malade est parfaite.

8. Après la huitième application, M. S... a ressenti une douleur aiguë dans la région lombaire.

Cette douleur suivait la direction des lombes jusqu'à l'ouverture de l'urèthre, et a duré à peu près trois heures. La difficulté d'uriner a totalement disparu depuis.

Un flux glaireux abondant du nez s'est déclaré immédiatement après cette application, et a duré deux jours.

Ce symptôme était d'autant plus extraordinaire, que M. S... n'avait auparavant jamais eu besoin de se moucher et n'avait jamais eu de rhume.

La surdité a aussi disparu après cette application.

9 et 10. Après ces deux dernières applications, M. S... jouissait d'une santé parfaite, qui n'a plus été troublée dans la suite.

Le malade a donc été rétabli après huit séances.

Chaque séance a duré une heure, outre le temps nécessaire pour les épreuves magnéto-électriques.

La cure de notre malade n'a pas été de longue durée, car l'équilibre électrique n'était pas sensiblement dérangé.

Cette cure est remarquable sous le rapport de la guérison d'anciennes affections, d'une surdité et d'une difficulté d'uriner, dont le malade ne m'a fait mention qu'après son rétablissement, persuadé de leur incurabilité.

La cure électrique a une certaine supériorité sur les autres traitements, celle de n'être pas symptomatique. Elle ne guérit pas exclusivement telle ou telle affection. En rétablissant l'équilibre, l'harmonie parfaite dans le système nerveux, directeur absolu de toutes les fonctions de l'organisme, elle guérit toutes les affections curables du corps, visibles et invisibles, connues et inconnues.

Cette cure est aussi remarquable à l'égard des crises (réactions douloureuses, nerveuses; abcès, flux glaireux).

Les épreuves magnéto-électriques, malgré l'insensibilité dominante, présentent une amélioration progressive visible.

Le point où le rétablissement de l'équilibre a été le plus tardif est la région lombaire de la colonne vertébrale. C'est donc cette région de la moelle épinière et du système nerveux en général, qu'il faut accuser d'être la source principale de la maladie, ou plutôt des maladies de M. S...

Voilà une nouvelle méthode de diagnostic qui ne pourra cependant être appréciée que dans l'avenir.

L'insensibilité de beaucoup des points dans les épreuves magnéto-électriques de ce malade est aussi remarquable.

L'insensibilité de M. S... ne peut cependant mener à aucune conclusion à l'égard de sa maladie.

Une insensibilité plus ou moins grande pour l'électricité avait lieu chez tous mes malades, durant le temps où M. S... était soumis à mon traitement.

Une épidémie du choléra régnait alors dans l'endroit de mon séjour.

Il y avait même un temps qui a précédé la cure de M. S... et qui correspondait à la plus grande intensité du choléra, pendant lequel tous mes malades étaient totalement insensibles à l'influence de l'électricité.

Cette insensibilité coïncidant avec l'épidémie du choléra était digne d'attention.

Elle ne pouvait être mise sur le compte de l'action diminuée de l'appareil dont je me servais alors, car cet appareil produisait des étincelles électriques de la même force qu'auparavant. C'était un appareil magnéto-électrique du professeur Petrina, de Prague. J'ai donc supposé que cette insensibilité était due à une condition particulière de l'organisme de mes malades, influencée par l'épidémie de choléra.

L'expérience a cependant démontré que ce n'était pas le corps humain qui en était la cause.

Je me servais à cette époque de chaînes métalliques à la place des fils conducteurs enveloppés de soie, que l'on met ordinairement en usage, mais qui ont l'inconvénient d'être roides et de se gâter facilement. Ce n'est que plus tard que j'ai mis en usage les fils conducteurs spiraux que j'ai décrits plus haut.

J'ai donc trouvé que dans ces chaînes, qui n'étaient pas entourées de soie, était la cause de l'insensibilité des personnes électrisées.

La même personne qui, mise en rapport avec l'appareil magnéto-électrique à l'aide de ces chaînes, n'était aucunement influencée par l'électricité, se montrait aussitôt sensible si j'avais recours à des fils conducteurs enveloppés de soie.

L'insensibilité était donc expliquée par le manque d'isoloir des fils conducteurs, ce qui n'avait jamais eu lieu avant l'épidémie de choléra, malgré leur application de plusieurs années chez une quantité de malades.

C'était donc, à la rigueur, l'air atmosphérique qui produisait cette anomalie, s'il était en contact immédiat avec les chaînes métalliques non isolées ; et c'est dans la condition de l'air, et surtout de son électricité, qu'il faut chercher la cause de cette épidémie problématique.

Nº 5. — ÉPREUVES MAGNÉTO-ÉLECTRIQUES QUALITATIVES INSTITUÉES PENDANT UN TRAITEMENT PAR L'ÉLECTRICITÉ STATIQUE DE 10 SÉANCES, CHEZ M. S...

		1 — 8 octobre. (1) (2)	2 — 9 octobre. (1) (2)	3 — 11 octobre. (1) (2)	4 — 12 octobre. (1) (2)	5 — 13 octobre. (1) (2)	6 — 14 octobre. (1) (2)	7 — 15 octobre. (1) (2)	8 — 16 octobre. (1) (2)	9 — 17 octobre. (1) (2)	10 — 20 octobre. (1) (2)
Centres.	E { C	0	0	N	N	N	N	0 N	N	N	N
	E { L	0	E N	0	0	0	0	0	E N	N	N
	E { S	0	N	N	N	N	N	N	N	N	N
	C { L	0	0	0	0	0	0	0	C N	N	N
	C { S	0	N	C 0	N	N	N	N	N	N	N
	L S	0	0	0	0	0	0	0	L	N	N
	E 2m	N	N	N	N	N	N	N	N	N	N
	C 2m	0 2m	0	6	N	N	N	N	N	N	N
	L 2m	0	0	0	0	0	0	0	0	N	N
	S 2m	2m 0	N	N	N	N	N	N	N	N	N
2m	E { M	N	N	N	N	N	N	N	N	N	N
	E { m	N	N	N	N	N	N	N	N	N	N
	C { M	0 M	0	0	N	N	N	N	N	N	N
	C { m	0 m	0	0	N	N	N	N	N	N	N
	L { M	0	0	0	0	0	0	0	0	N	N
	L { m	0	0	0	0	0	0	0	0	N	N
	S { M	M 0	N	N	N	N	N	N	N	N	N
	S { m	m 0	N	N	N	N	N	N	N	N	N
	E 2p	0	0	0	0 E	N	N	N	N	N	N
	Ç 2p	0	0	0	0 N	0	0	N	N	N	N
	L 2p	0	0	0	0	0	0	L 0	N	N	N
	S 2p	0 N	0	0	N	0	0	0	N	N	N
2p	L { P	0	0	0	0 E	N	N	N	N	N	N
	L { p	0	0	0	0 E	N	N	N	N	N	N
	C { P	0	0	0	0 N	0	0	N	N	N	N
	C { p	0	0	0	0 N	0	0	N	N	N	N
	L { P	0	0	0	0	0	0	L 0	N	N	N
	L { p	0	0	0	0	0	0	L 0	N	N	N
	S { P	0 N	0	0	N	0	0	0	N	N	N
	S { p	0 N	0	0	N	0	0	0	N	N	N
	E 2t	N	N	0	N	N	N	N	N	N	N
	C 2t	0	N	2t	N	N	N	N	N	N	N
	L 2t	0	0	[illegible]	0	0	0	0	2t	N	N
	S 2t	[illegible]	[illegible]	[illegible]	[illegible]	[illegible]	[illegible]	[illegible]	[illegible]	[illegible]	[illegible]
2t	E { T	[illegible]	[illegible]	[illegible]	[illegible]	[illegible]	[illegible]	[illegible]	[illegible]	[illegible]	[illegible]
	E { t	N	N	0	N	N	N	N	N	N	N
	C { T	0	N	T	N	N	N	N	N	N	N
	C { t	0	N	t	N	N	N	N	N	N	N
	L { T	0	0	0	0	0	0	0	T	N	N
	L { t	0	0	0	0	0	0	0	t	N	N
	S { T	N	N	N	N	N	N	N	N	N	N
	S { t	N	N	N	N	N	N	N	N	N	N
	E 2t··	N	N	0	N	N	N	N	N	N	N
	C 2t··	0	N	2t	N	N	N	N	N	N	N
	L 2t··	0	0	0	0	0	0	0	2t	N	N
	S 2t··	N	N	N	N	N	N	N	N	N	N
2t··	E { T··	N	N	0	N	N	N	N	N	N	N
	E { t··	N	N	0	N	N	N	N	N	N	N
	C { T··	0	N	T	N	N	N	N	N	N	N
	C { t··	0	N	t	N	N	N	N	N	N	N
	L { T··	0	0	0	0	0	0	0	T	N	N
	L { t··	0	0	0	0	0	0	0	t	N	N
	S { T··	N	N	N	N	N	N	N	N	N	N
	S { t··	N	N	N	N	N	N	N	N	N	N
	E 2t···	N	N	0	N	N	N	N	N	N	N
	C 2t···	0	N	2t	N	N	N	N	N	N	N
	L 2t···	0	0	0	0	0	0	0	2t	N	N
	S 2t···	N	N	N	N	N	N	N	N	N	N
2t···	E { T···	N	N	0	N	N	N	N	N	N	N
	E { t···	N	N	0	N	N	N	N	N	N	N
	C { T···	0	N	T	N	N	N	N	N	N	N
	C { t···	0	N	t	N	N	N	N	N	N	N
	L { T···	0	0	0	0	0	0	0	T	N	N
	L { t···	0	0	0	0	0	0	0	t	N	N
	S { T···	N	N	N	N	N	N	N	N	N	N
	S { t···	N	N	N	N	N	N	N	N	N	N
	E 2f	E¹2f²<f	E²2f¹<f	N 0	N	N	N	N	N	N	N
	C 2f	0 2f²<fC¹	2f²<f¹C	0 N	N	N	N	N	N	N	N
	L 2f	0	0	0	0	0	0	2f	2f	N	N
	S 2f	0 2f<f	2f²<fS¹	N	N	N	N	N	N	N	N
2f	E { F	N	N	N 0	N	N	N	N	N	N	N
	E { f	N	N	N 0	N	N	N	N	N	N	N
	C { F	0 N	N	0 N	N	N	N	N	N	N	N
	C { f	0 N	N	0 N	N	N	N	N	N	N	N
	L { F	0	0	0	0	0	0	F	F	N	N
	L { f	0	0	0	0	0	0	f	f	N	N
	S { F	0 F	N	N	N	N	N	N	N	N	N
	S { f	0 f	N	N	N	N	N	N	N	N	N

EXEMPLES

DES GUÉRISONS RÉALISÉES A L'AIDE DU GALVANISME, DE L'ÉLECTRO-AIMANT ET DE L'AIMANT.

2° Galvanisme.

Mademoiselle H..., âgée de dix-neuf ans, est malade depuis trois ans. La maladie s'est déclarée par de la céphalalgie, trois jours après une contusion à la tête, causée par une chute.

Quelques mois après la chute, le mal de tête a été accompagné d'un vertige et de palpitations de cœur. La malade éprouvait matin et soir des nausées et une sensation très désagréable dans la région du creux de l'estomac. L'appétit était détruit. Tout ce qu'elle mangeait lui semblait être doux. Les autres fonctions de l'organisme étaient normales.

Quelques mois plus tard, il lui survint en outre une douleur à l'occiput et aux oreilles. Les nausées étaient continuelles; l'appétit était alors d'une périodicité singulière. Il était assez bon pendant deux jours; le troisième il était presque nul. Chaque repas lui causait des douleurs au ventre. La malade était très affaiblie.

Plus tard, le mal de tête se fixa dans la région de la racine du nez. Elle avait alors des bourdonnements dans les oreilles et un vertige continuel. L'appétit et le sommeil étaient mauvais.

Plus tard encore les douleurs de la tête devinrent vagues,

mais elles se manifestaient de préférence à la région frontale. Elle avait aussi des douleurs fréquentes dans les dents, la colonne vertébrale, la poitrine et le ventre. Il n'y avait pas d'appétit, peu de sommeil et une faiblesse très prononcée.

Immédiatement avant le traitement électrique le mal de tête siégeait dans la région des tempes et affligeait la malade pendant toute la journée. Pendant la nuit, où elle ne dormait que très peu, il y avait dans la tête un bourdonnement continuel. Elle avait aussi des douleurs assez vives sous le sternum, dans toute la colonne vertébrale (qui n'augmentaient cependant pas sous la pression) et dans toute l'extrémité supérieure gauche.

Manque d'appétit ; nausées fréquentes ; selles normales ; fonction périodique régulière, mais qui ne durait qu'une journée. Pouls régulier, faible, mou (80). Affaiblissement général ; pâleur frappante ; maigreur prononcée.

Application. J'ai mis en usage un appareil galvanique à auge de Smee, où le zinc, amalgamé à la surface, représente le pôle négatif, et l'argent, avec une couche de platine, le pôle positif.

Cet appareil à deux éléments (quatre plaques de zinc et deux de platine) a été construit par M. Ekling à Vienne.

J'ai appliqué le pôle négatif au sommet de la tête et au creux de l'estomac, le pôle positif aux extrémités et *vice versa.*

Observations. — Les épreuves n° 6 et n° 7 indiquent toutes les fluctuations de l'équilibre électrique pendant le traitement.

L'équilibre électrique, comme on le voit, s'est premièrement établi entre les extrémités inférieures et les centres C, L, S.

L'équilibre était parfait entre ces points dans la huitième épreuve, et il n'a pas été troublé jusqu'à la guérison.

L'équilibre entre les extrémités supérieures et les centres C, L, S, s'est réalisé dans la dixième épreuve, et il est resté normal jusqu'à la fin.

L'équilibre des centres, E, C, L et S, a eu lieu dans la treizième épreuve.

Le point où l'équilibre électrique a été le plus tardif à se réaliser, c'est le sommet de la tête.

C'est donc le cerveau qui a été, d'après l'épreuve, le siége principal de la maladie.

Le diagnostic médical basé sur l'origine, le décours et les symptômes de la maladie, confirme pleinement l'indication de l'épreuve électrique.

Les sensations, pendant les applications du galvanisme, ont été de différente nature.

Il y avait un sentiment de piqûre presque constant sur le sommet de la tête, qui a même été accompagné dans la suite d'une inflammation superficielle de la peau, et pendant les dernières applications, d'une suppuration légère.

Il y avait des douleurs vagues de haut en bas, qui prenaient le plus souvent leur origine au sommet de la tête et se manifestaient du côté gauche du corps, principalement à l'extrémité supérieure et inférieure gauche, à la région sus-orbitaire et sous-auriculaire gauche. Des douleurs analogues du côté droit n'avaient lieu que par exception.

Il y avait aussi des douleurs fréquentes dans la colonne

vertébrale et dans la poitrine; quelquefois dans le ventre, dans les dents.

Un bourdonnement dans l'oreille gauche avait souvent lieu.

Il y avait parfois une sensation de chaleur ou de frisson, générale ou partielle, comme dans les oreilles, dans les sourcils, dans les extrémités, surtout du côté gauche.

Quelquefois ces sensations avaient lieu dans la colonne vertébrale et dans le ventre.

Le sentiment de faiblesse générale était fréquent, ainsi qu'une tendance au sommeil.

Les résultats favorables des applications galvaniques se sont bientôt déclarés chez notre malade.

1° Immédiatement après la première application toutes les douleurs ont cessé. Il n'y avait qu'une sensation de grand affaiblissement.

Les douleurs du sternum, de la colonne vertébrale et de l'extrémité supérieure gauche ont cessé pour toujours.

2° Immédiatement après la seconde application il y a eu un sentiment de frisson général intense.

La douleur des tempes a cessé et ne s'est plus manifestée.

La malade a très bien dormi, ce qui ne lui est pas arrivé depuis une année.

L'appétit et l'humeur sont meilleurs.

3°, 4°, 5° La malade a été tout à fait bien portante après les troisième, quatrième et cinquième applications. Cependant elle a eu de temps en temps des douleurs aux extrémités inférieures.

6° Il n'y a eu aucun trouble dans la santé après la

sixième application. Les douleurs des extrémités inférieures ont diminué.

7° Après la septième application, il n'y avait qu'une douleur qui se dirigeait constamment du sommet de la tête vers les extrémités supérieures.

8° La malade n'a ressenti que des douleurs périodiques aux extrémités supérieures et inférieures, après la huitième application.

9° Après la neuvième application, il y avait des douleurs modérées aux extrémités, à la colonne vertébrale et au ventre.

10° La malade a eu, après la dixième application, des douleurs à la colonne vertébrale et aux extrémités inférieures; une sensation de piqûre au sommet de la tête et au front pendant toute la journée.

Elle a copieusement transpiré pendant la nuit, ce qui ne lui était jamais arrivé auparavant.

Toutes les fonctions de l'organisme sont normales.

11° Un sentiment de piqûre s'est manifesté à la colonne vertébrale et à la région sternale après la onzième application. La malade a aussi abondamment transpiré durant toute la nuit.

12° Après la deuxième application, la malade a eu une douleur accompagnée de chaleur au front. Elle a aussi transpiré pendant la nuit, comme les nuits précédentes.

13° Après la treizième application, il y avait une douleur à la racine du nez et aux extrémités inférieures, un bourdonnement dans l'oreille gauche et une transpiration très abondante pendant la nuit.

14° La malade a ressenti des douleurs assez grandes

aux extrémités inférieures et n'a plus transpiré après la quatorzième application.

15° Après la quinzième application, la malade a eu des douleurs aux extrémités inférieures et a ressenti une faiblesse générale. Elle a aussi transpiré pendant toute la journée et pendant toute la nuit.

16° Après la seizième application, la malade n'a ressenti que des douleurs insignifiantes et passagères dans la région de l'œil droit et aux dents supérieures du même côté. Elle n'a pas transpiré.

17° La malade n'a pas eu de douleurs après la dix-septième application, mais elle a eu une fièvre chaude le jour de l'application et le lendemain. Cette fièvre s'est manifestée chaque fois vers quatre heures après midi et a duré deux heures. Chaque accès de fièvre a été suivi d'une transpiration abondante pendant toute la nuit.

La malade a été tout à fait bien portante dans les intervalles.

18° Les épreuves magnéto-électriques instituées le 1er février, avant l'application, et les deux jours suivants, ont montré un équilibre parfait, et la malade s'est trouvée on ne peut mieux.

J'ai répété de temps en temps, pendant plusieurs semaines, des épreuves magnéto-électriques probatoires, et j'ai toujours trouvé un équilibre électrique normal.

Mademoiselle H... est restée tout à fait bien portante pendant trois mois.

Mademoiselle H... a donc été rétablie par dix-huit séances électriques d'une maladie grave de trois ans, où toutes les cures précédentes, dirigées par des médecins expérimentés, n'ont pas même été en état de provoquer un soulagement quelconque.

3° Électro-aimant.

Mademoiselle H..., après trois mois d'une santé parfaite, s'est exposée à un refroidissement pendant une soirée dansante. Elle a gagné un mal de tête rhumatismal.

Les douleurs étaient vagues, passaient d'un côté de la tête à l'autre. Cependant elles se manifestaient de préférence du côté droit et étaient souvent accompagnées d'un mal de dents du même côté.

Il y avait en outre manque d'appétit et un peu de fièvre. J'ai saisi cette occasion pour étudier les effets de l'application de l'électro-aimant sur cette personne, très impressionnable pour l'électricité en général, et chez laquelle les effets du galvanisme m'étaient suffisamment connus.

J'ai mis dans ce but un électro-aimant en usage. Cet électro-aimant mis en action par quatre éléments de Smee, avait une force attractive de 200 livres.

Il a été construit par M. Ekling à Vienne.

Application. J'ai appliqué le pôle boréal au sommet de la tête et au creux de l'estomac ; le pôle austral aux extrémités supérieures et inférieures et *vice versa.*

J'ai employé dans ce but les conducteurs et les fils conducteurs décrits plus haut.

Observations. Les épreuves magnéto-électriques n° 8 présentent les résultats de la cure à l'aide de l'électro-aimant.

L'épreuve avant la première application montre qu'il n'y

a que peu de déviations de l'état normal, et que la nouvelle affection de notre malade n'est par conséquent pas grave.

Deux applications ont en effet suffi à rétablir un équilibre parfait. Mademoiselle H... a été ensuite tout à fait bien portante pendant cinq mois jusqu'à un nouvel accident qui lui est arrivé.

Les sensations produites par l'application de l'électro-aimant ont été de la même nature que celles qui ont accompagné l'usage du galvanisme.

Il y avait au sommet de la tête un sentiment de piqûre presque continuel, qui n'était cependant pas si vif que celui qui accompagne l'application du galvanisme.

Il y avait des douleurs qui prenaient en règle leur origine au sommet de la tête, se dirigeaient de haut en bas et qui étaient plus fortes du côté gauche du corps.

Il y avait un bourdonnement fréquent dans l'oreille gauche.

Il y a eu une fois un sentiment de frisson général qui prenait naissance à la colonne vertébrale.

Un sentiment de faiblesse générale s'est aussi déclaré.

En somme, les mêmes sensations qui ont eu lieu pendant l'usage du galvanisme, se sont répétées durant l'application de l'électro-aimant.

Ces sensations, excepté la piqûre au sommet de la tête, ont même été, chose singulière, beaucoup plus intenses.

Quant aux progrès de la cure, il reste encore à noter que :

1° Immédiatement après la première application de

l'électro-aimant, les maux de la tête et des dents ont cessé et n'ont reparu qu'un moment le lendemain.

La malade a eu en revanche des douleurs aux extrémités inférieures et à la colonne vertébrale.

L'appétit a été meilleur et le sommeil aussi.

La malade a copieusement transpiré pendant deux nuits.

2° La malade s'est trouvée parfaitement bien après la seconde application, outre des douleurs insignifiantes aux extrémités inférieures.

Elle a un peu transpiré pendant la nuit.

3° La malade n'a ressenti aucune douleur après la troisième application et a été tout à fait bien portante.

Mademoiselle H... a donc été rétablie par trois applications de l'électro-aimant.

4° Aimant.

La santé de mademoiselle H... n'a été troublée qu'après cinq mois.

Un incendie qui a éclaté pendant la nuit dans la maison de la malade, l'a exposée à un refroidissement sérieux en l'obligeant de passer une partie de la nuit en chemise et pieds nus dans la rue, pendant un temps froid et humide.

Mademoiselle H... a gagné à la suite de ce refroidissement un rhumatisme intense à la tête, principalement du côté droit, accompagné de maux de dents atroces du même côté.

Je n'ai point manqué de mettre à profit cette nouvelle occasion, et je me suis décidé à étudier les effets du magnétisme minéral, que j'ai appliqué de la même manière que l'électro-aimant.

J'ai employé un aimant à cinq lamelles de la forme d'un fer à cheval, et d'une force attractive de 30 livres.

Application. — J'ai mis l'aimant en relation avec l'organisme de la malade, à l'aide des conducteurs et des fils conducteurs, plusieurs fois mentionnés; le pôle boréal avec le sommet de la tête et le creux de l'estomac, et le pôle austral avec les mains et les pieds, et *vice versa.*

Observations. Quatre séances ont suffi à réaliser la guérison.

Les épreuves n° 9 nous présentent l'amélioration successive de l'équilibre électrique du corps, état qui était aussi accompagné d'une amélioration correspondante de la santé.

Cependant l'épreuve avant la troisième application, comparée à l'épreuve avant la deuxième application, nous montre une détérioration dans l'équilibre électrique du corps, qui était aussi accompagnée d'une augmentation des souffrances de la malade.

Cette circonstance est d'autant plus curieuse, qu'un nouveau refroidissement a eu lieu chez cette malade après la seconde application. Ce refroidissement, en empirant les souffrances, n'a pas manqué de détruire l'équilibre électrique de l'organisme.

Les sensations pendant les applications de l'aimant ont été tout à fait analogues à celles qui ont accompagné l'usage du galvanisme et de l'électricité. Elles n'ont pas été cependant si vives.

Quant aux résultats des applications :

1° Les maux des dents ont complétement cessé pendant la première application ; la malade a eu des douleurs aux extrémités inférieures dans le cours de la journée ; elle a abondamment transpiré pendant toute la nuit.

2° La malade a été tout à fait bien portante après la seconde application.

Un refroidissement auquel elle s'est exposée le soir, lui a de nouveau attiré une douleur des dents et de la tête du côté droit.

3° La malade s'est trouvée parfaitement bien après la troisième application, sauf une douleur insignifiante aux extrémités inférieures et à la colonne vertébrale. Elle a copieusement transpiré pendant le jour et la nuit.

4° Avant la quatrième application, la malade était exempte de toute souffrance et jouissait d'une santé parfaite, qui n'a pas été troublée dans la suite.

J'ai vu mademoiselle H..., une année plus tard, tout à fait bien portante.

Les applications du galvanisme, de l'électro-aimant et de l'aimant, qui ont été couronnées d'un résultat favorable ; les sensations qui ont accompagné chaque genre de ces applications analogues et de même nature ; la crise principale qui s'est déclarée par une transpiration réitérée dans tous les trois genres d'applications, sont une preuve suffisante de l'identité de ces trois forces, à l'égard de leur action sur l'organisme de l'homme.

Les applications de l'électro-aimant et de l'aimant, qui n'ont pas été instituées par le contact avec l'organisme, mais d'une manière médiate, à l'aide des fils conducteurs de cuivre d'une longueur considérable, démontrent que ces forces peuvent agir à distance sur le corps humain, et que la force magnétique peut être transportée d'un lieu à l'autre à l'aide des conducteurs, comme l'électricité.

N° 6. — ÉPREUVES MAGNÉTO-ÉLECTRIQUES QUALITATIVES INSTITUÉES PENDANT UN TRAITEMENT GALVANIQUE DE 18 SÉANCES, CHEZ MADEMOISELLE H...

	1 — 10 janvier. (1) (2)	2 — 11 janvier. (1) (2)	3 — 12 janvier. (1) (2)	4 — 13 janvier. (1) (2)	5 — 14 janvier. (1) (2)	6 — 15 janvier. (1) (2)	7 — 17 janvier. (1) (2)	8 — 18 janvier. (1) (2)	9 — 19 janvier (1) (2)
E { C	E	E	E	E	E	N	E	E	E
E { L	(1) E (2) 0	E	E	E	E	E	E	E	E
E { S	E	E	N	E	E	E	E	N	N
C { L	C	N	N	N	N	N	N	N	N
C { S	N	S	(1) N (2) N	N	N	N	N	N	N
L S	N	N	N	L¹S²	N	N	N	N	N
E 2m	E	N	E	E	N	N	E	N	N
C 2m	N	N	N	N	N	N	N	N	N
L 2m	N	N	N	(1) N (2) N	N	N	N	N	N
S 2m	N	N	N	N	N	N	N	N	N
E { M	E	N	E	E	N	N	N	N	N
E { m	E	N	E	E	N	N	E	N	N
C { M	N	N	N	N	N	N	E	N	N
C { m	N	N	N	N	N	N	N	N	N
L { M	N	N	N	(1) N (2) N	N	N	N	N	N
L { m	N	N	N	(1) N (2) N	N	N	N	N	N
S { M	N	N	N	N	N	N	N	N	N
S { m	N	N	N	N	N	N	N	N	N
E 2p	E	E	E	E	E	E	E	E	E
C 2p	N	2p¹C²	N	N	N	N	N	N	N
L 2p	N	N	N	N	N	N	N	N	N
S 2p	N	N	N	N	N	N	N	N	N
E { P	E	E	E	E	E	E	E	E	E
E { p	E	E	E	E	E	E	E	E	E
C { P	N	P¹C²	N	N	N	N	N	N	N
C { p	N	p¹C²	N	N	N	N	N	N	N
L { P	N	N	N	N	N	N	N	N	N
L { p	N	N	N	N	N	N	N	N	N
S { P	N	N	N	N	N	N	N	N	N
S { p	N	N	N	N	N	N	N	N	N
E 2t	N	N	N	N	N	N	N	N	N
C 2t	N	N	N	N	N	N	N	N	N
[illegible]	N	N	N	N	N	N	N	N	N
E { T t; C { T t; L { T t; S { T t	N	N	N	N	N	N	N	N	N
E 2t·; C 2t··; L 2t··; S 2t··; E { T·· t··; C { T·· t··; L { T·· t··; S { T·· t··	N	N	N	N	N	N	N	N	N
E 2t···; C 2t···; L 2t···; S 2t···; E { T··· t···; C { T··· t···; L { T··· t···; S { T··· t···	N	N	N	N	N	N	N	N	N
E 2f	E	E	E	E	E	E	E	N	N (for E 2f to S { f)
C 2f	N	N	N	N	N	N	N	N	
L 2f	N	N	N	N	N	N	N	N	
S 2f	N	N	N	N	N	N	N	N	
E { F	E	E	E	E	E	E	E	N	
E { f	E	E	E	E	E	E	E	N	
C { F	N	N	N	N	N	N	N	N	
C { f	N	N	N	N	N	N	N	N	
L { F	N	N	N	N	N	N	N	N	
L { f	N	N	N	N	N	N	N	N	
S { F	N	N	N	N	N	N	N	N	
S { f	N	N	N	N	N	N	N	N	

N° 7. — ÉPREUVES MAGNÉTO-ÉLECTRIQUES QUALITATIVES INSTITUÉES PENDANT UN TRAITEMENT GALVANIQUE DE 18 SÉANCES, CHEZ MADEMOISELLE H...

		10 — 20 janvier. (1) (2)	11 — 21 janvier. (1) (2)	12 — 22 janvier. (1) (2)	13 — 23 janvier. (1) (2)	14 — 24 janvier. (1) (2)	15 — 25 janvier. (1) (2)	16 — 28 janvier. (1) (2)	17 — 30 janvier. (1) (2)	18 — 1er février. (1) (2)
E	C	N	0	E	N	N	N	N	N	N
E	L	N	0	N	N	N				
E	S	N	0	N	N	N				
C	L	N	N	N	N	N				
C	S	N	N	N	N	N				
L	S	N	N	N	N	N				
E	2m	E	E	E	E	E	N	N	N	N
C	2m	N	N	N	N	N				
L	2m	N	N	N	N	N				
S	2m	N	N	N	N	N				
E	M	E	E	E	E	E				
E	m	E	E	E	E	E				
C	M	N	N	N	N	N				
C	m	N	N	N	N	N				
L	M	N	N	N	N	N				
L	m	N	N	N	N	N				
S	M	N	N	N	N	N				
S	m	N	N	N	N	N				
E	2p	E	E	E	E	0	E	E	E	N
C	2p	N	N	N	N	N	N	N	N	
L	2p	N	N	N	N	N	N	N	N	
S	2p	N	N	N	N	N	N	N	N	
E	P	E	E	E	E	0	E	E	E	
E	p	E	E	E	E	0	E	E	E	
C	P	N	N	N	N	N	N	N	N	
C	p	N	N	N	N	N	N	N	N	
L	P	N	N	N	N	N	N	N	N	
L	p	N	N	F	N	N	N	N	N	
S	P	N	N	N	N	N	N	N	N	
S	p	N	N	N	N	N	N	N	N	
E	2t	N	N	N	N	N	N	N	N	
C	2t	N	N	N	N	N	N	N	N	
L	2t	N	N	N	N	N	N	N	N	
S	2t	N	N	N	N	N	N	N	N	
E	T	N	N	N	N	N	N	N	N	N
E	t									
C	T									
C	t									
L	T									
L	t									
S	T									
S	t									
E	2t''	N	N	N	N	N	N	N	N	N
C	2t''									
L	2t''									
S	2t''									
E	T''									
E	t''									
C	T''									
C	t''									
L	T''									
L	t''									
S	T''									
S	t''									
E	2t'''	N	N	N	N	N	N	N	N	N
C	2t'''									
L	2t'''									
S	2t'''									
E	T'''									
E	t'''									
C	T'''									
C	t'''									
L	T'''									
L	t'''									
S	T'''									
S	t'''									
E	2f	N	N	N	N	N	N	N	N	N
C	2f									
L	2f									
S	2f									
E	F									
E	f									
C	F									
C	f									
L	F									
L	f									
S	F									
S	f									

Nos 8 et 9. — ÉPREUVES MAGNÉTO-ÉLECTRIQUES QUALITATIVES INSTITUÉES PENDANT UN TRAITEMENT AVEC L'ÉLECTRO-AIMANT DE 3 SÉANCES ET PENDANT UN TRAITEMENT AVEC L'AIMANT DE 5 SÉANCES, CHEZ MADEMOISELLE H...

N° 8.	1 — 4 mai. (1) (2)	2 — 6 mai. (1) (2)	3 — 8 mai. (1) (2)
E C			
E L			
E S			
C L	N	N	N
C S			
L S			
E 2m	E	E	
C 2m	N	N	
L 2m	N	N	
S 2m	N	N	
E M	E	E	
E m	E	E	N
C M	N	N	
C m	N	N	
L M	N	N	
L m	N	N	
S M	N	N	
S m	N	N	
E 2p	E		
C 2p	N		
L 2p	N		
S 2p	N		
E P	E		
E p	E		
C P	N		
C p	N		
L P	N	N	N
L p	N		
S P	N		
S p	N		
E 2t	E		
C 2t	N		
L 2t	N		
S 2t	N		
E T	E		
E t	E		
C T	N		
C t	N	N	N
L T	N		
L t	N		
S T	N		
S t	N		
E 2t··	E		
C 2t··	N		
L 2t··	N		
S 2t··	N		
E T··	E		
E t··	E	N	N
C T··	N		
C t··	N		
L T··	N		
L t··	N		
S T··	N		
S t··	N		
E 2t···	E		
C 2t···	N		
L 2t···	N		
S 2t···	N		
E T···	E		
E t···	E	N	N
C T···	N		
C t···	N		
L T···	N		
L t···	N		
S T···	N		
S t···	N		
E 2f	N		
C 2f	2f		
L 2f	N		
S 2f	N		
E F	N		
E f	N	N	N
C F	F		
C f	f		
L F	N		
L f	N		
S F	N		
S f	N		

N° 9.	1 — 10 octobre. (1) (2)	2 — 12 octobre. (1) (2)	3 — 14 octobre. (1) (2)	4 — 16 octobre. (1) (2)	5 — 18 octobre. (1) (2)
E C	N	N	E		
E L	E N	N	E		
E S	N	N	E		
C L	N	N	N	N	N
C S	S	N	N		
L S	N	N	N		
E 2m	E	N	0	E	
C 2m	N	N	N	N	
L 2m	N	N	N	N	
S 2m	N	N	N	N	
E M	E	N	0	E	
E m	E	N	0	E	N
C M	N	N	N	N	
C m	N	N	N	N	
L M	N	N	N	N	
L m	N	N	N	N	
S M	N	N	N	N	
S m	N	N	N	N	
E 2p	E	E	0	E	
C 2p	N	N	N	N	
L 2p	N	N	N	N	
S 2p	N	N	N	N	
E P	E	E	0	E	
E p	E	E	0	E	
C P	N	N	N	N	
C p	N	N	N	N	
L P	N	N	N	N	N
L p	N	N	N	N	
S P	N	N	N	N	
S p	N	N	N	N	
E 2t	E	E	0	E	
C 2t	N	N	N	N	
L 2t	N	N	N	N	
S 2t	N	N	N	N	
E T	E	E	0	E	
E t	E	E	0	E	
C T	N	N	N	N	
C t	N	N	N	N	N
L T	N	N	N	N	
L t	N	N	N	N	
S T	N	N	N	N	
S t	N	N	N	N	
E 2t··	E	E	0	E	
C 2t··	N	N	N	N	
L 2t··	N	N	N	N	
S 2t··	N	N	N	N	
E T··	E	E	0	E	
E t··	E	E	0	E	N
C T··	N	N	N	N	
C t··	N	N	N	N	
L T··	N	N	N	N	
L t··	N	N	N	N	
S T··	N	N	N	N	
S t··	N	N	N	N	
E 2t···	E	E	0	E	
C 2t···	N	N	N	N	
L 2t···	N	N	N	N	
S 2t···	N	N	N	N	
E T···	E	E	0	E	
E t···	E	E	0	E	N
C T···	N	N	N	N	
C t···	N	N	N	N	
L T···	N	N	N	N	
L t···	N	N	N	N	
S T···	N	N	N	N	
S t···	N	N	N	N	
E 2f					
C 2f					
L 2f					
S 2f					
E F					
E f	N	N	N	N	N
C F					
C f					
L F					
L f					
S F					
S f					

EXEMPLE

D'UNE GUÉRISON RÉALISÉE PAR L'APPLICATION MAGNÉTO-ÉLECTRIQUE, CHEZ MADEMOISELLE S...

5° Magnéto-électricité.

Mademoiselle S..., âgée de dix-neuf ans, fortement constituée, a toujours été bien portante; cependant elle ressent des douleurs au sommet de la tête et dans la région de la rate, qui se manifestent périodiquement depuis trois ans.

Toutes les fonctions de l'organisme ont été jusqu'alors normales, sauf le sommeil. Il y avait des insomnies presque continuelles, qui étaient probablement causées par des occupations intellectuelles exagérées et peut-être aussi par une cause morale qu'il me faut passer sous silence.

Son éducation, qui dépassait les bornes d'une instruction féminine, a posé la base à une surexcitation nerveuse qui caractérise ses habitudes. Elle parle couramment les langues polonaise, russe, française, allemande, italienne, et a même quelques notions de la langue latine et grecque : le dessin, la peinture, la musique ne lui sont nullement étrangers.

Les douleurs de la tête et du côté gauche (hypochondre) ont présenté, il y a trois mois, une intensité inconnue jusqu'alors. Un chagrin en était la cause. Ces douleurs étaient accompagnées d'une insomnie presque complète.

La malade, sous l'influence d'une imagination exagérée, dort à peine deux ou trois heures pendant la nuit.

Des accès nerveux très graves n'ont pas manqué de se développer ensuite.

Ces accès, qui ont lieu une, deux et même plusieurs fois par jour et même pendant la nuit, et qui durent une et même plusieurs heures, sont accompagnés d'une absence d'esprit totale.

La malade, douée alors d'une force musculaire immense, lance les extrémités et même le corps dans toutes les directions possibles, avec une tendance particulière à se frapper à la tête, à la poitrine et à s'arracher les cheveux.

Ces mouvements ne peuvent être réprimés par le concours de trois ou de quatre personnes.

Les yeux sont alors fermés, la pupille un peu dilatée et insensible à la lumière ; la bouche est fermée, les dents serrées avec force ; une rougeur prononcée du visage, et la chaleur de la tête supposent des congestions vers l'encéphale.

L'accès fini, ce qui se fait tout d'un coup, la malade ressent un grand affaiblissement, un mal de tête et une douleur atroce dans la région de la rate.

Quelques semaines après l'apparition des accès, une douleur vive et profonde sous le sternum s'est déclarée et a été accompagnée d'une toux périodique fatigante avec un crachement de sang pur et rouge. L'hémoptysie se répète plusieurs fois dans la journée ; elle est copieuse, d'une once de sang à peu près à la fois.

Il y a manque complet d'appétit ; le pouls, de 86 à 90, est plein, fort, régulier.

Mademoiselle S..., traitée convenablement par des médecins habiles ; n'a ressenti aucun soulagement notable ; la maladie empirait de jour en jour.

C'est alors que j'ai entrepris une cure magnéto-électrique, malgré l'opposition de mes collègues qui, influencés par l'idée préconçue, trouvaient dans l'hémoptysie et dans la surexcitation du système nerveux chez une personne robuste, pléthorique et âgée de dix-neuf ans, une contre-indication pour l'usage de l'électricité.

Je ne pouvais aussi que partager cette opinion, quant à l'usage ordinaire de cette force.

Les circonstances n'étaient non plus nullement propices à la cure d'une personne qui était constamment opprimée par une affection morale impossible à éloigner.

Application.—J'ai appliqué chez cette malade l'appareil magnéto-électrique, construit par le mécanicien Spitra, sous la direction et d'après l'idée du docteur Petrina, professeur à l'université de Prague.

J'ai mis en rapport le pôle négatif de l'appareil avec le sommet de la tête et le creux de l'estomac, et le pôle positif avec les extrémités, et *vice versâ.*

Observations. — La guérison a été réalisée dans trente et une séances, d'une heure chacune.

Les épreuves nos 10, 11, 12, 13, présentent toutes les fluctuations de l'équilibre électrique durant la cure.

Les épreuves instituées avant chaque séance nous démontrent les résultats de chaque application antérieure.

Ces résultats ne sont pas toujours satisfaisants. Il y a parfois une détérioration notable par rapport à l'épreuve précédente.

Chaque détérioration n'est nullement le fait du hasard ; elle a toujours été le résultat d'une cause nuisible palpable.

La détérioration dans la quatrième séance a été produite par une peur subite.

La détérioration qui a eu lieu dans la treizième séance a été occasionnée par un refroidissement.

La détérioration dans la seizième séance a été influencée par un chagrin.

La même cause a produit la détérioration dans les dix-neuvième et vingtième séances.

Les épreuves n°s 10 et 11 démontrent que l'équilibre électrique s'est rétabli en commençant par les extrémités inférieures. Ce sont ensuite les extrémités supérieures qui ont été normalisées.

L'équilibre des centres ne s'est réalisé qu'à la fin.

Les épreuves qualitatives n°s 10 et 11 ont été exécutées pendant quatorze séances. Je n'ai pas examiné les mains et les pieds séparément dans ces épreuves ; mais après les avoir normalisés, j'ai institué des épreuves partielles de chaque main et de chaque pied séparément.

Les épreuves n° 12, pendant neuf séances (15-23), démontrent ces examens partiels.

Après avoir réalisé dans ces dernières épreuves l'équilibre électrique, c'est-à-dire après avoir normalisé l'épreuve qualitative ordinaire, sans que la santé de la malade fût tout à fait rétablie, j'ai institué des épreuves avec les points de la tête (épreuves n° 13, séance 24e), où j'ai trouvé des anomalies.

Après avoir normalisé l'équilibre de ces points sans avoir malgré cela obtenu une santé parfaite, car il y avait toujours des douleurs, quoique insignifiantes, dans la région de la rate, j'ai encore eu recours aux épreuves avec les mamelles (épreuves nº 13, séances 25, 26). J'y ai aussi trouvé des aberrations que j'ai finalement supprimées, comme l'épreuve de la séance 27 l'indique.

Quant à la santé de notre malade, voici les résultats qui ont suivi l'application magnéto-électrique :

1re *séance*. — Après la première application, la malade s'est trouvée un peu mieux par rapport à son humeur et à l'accès, qui n'a duré qu'une demi-heure, et dont les symptômes n'ont pas été si graves.

2e *séance*. — La malade a éprouvé le lendemain un mal de tête général, qui a duré toute la journée, et qui a été atroce pendant les trois dernières heures. Depuis ce temps, le mal de tête habituel n'a reparu qu'un mois plus tard, c'est-à-dire après la quinzième application, à la suite d'un chagrin.

La douleur de la poitrine et la toux ont aussi diminué.

Le crachement de sang ne se manifeste qu'une ou deux fois par jour et a sensiblement diminué par rapport à la quantité ; le sommeil est meilleur.

Il n'y a pas eu d'accès !

La douleur du côté gauche persiste ; l'appétit est toujours mauvais. Pouls, 86.

3e *séance*. — Il y a eu une amélioration notable ; point d'accès ni de mal de tête ; les douleurs de la poitrine et du côté gauche, la toux et le crachement de sang, ont beaucoup diminué ; l'appétit et le sommeil ont été meilleurs, et la malade n'est pas si affaiblie. Pouls, 80.

Un symptôme singulier s'est aussi déclaré. Des taches

bleues de la grandeur de la paume de la main ont apparu sur toute la surface du corps, excepté au visage.

Le lendemain après cette dernière application, la maladie s'est de nouveau aggravée à la suite d'une peur causée à la vue inopinée d'un messager envoyé par le père de la malade. Mademoiselle S... s'est alors imaginée que c'était une mauvaise nouvelle touchant l'état de santé de son père.

La malade a tout de suite gagné un peu de fièvre et déliré pendant la nuit; la douleur de la poitrine et du côté s'est augmentée; le matin, avant l'application suivante, les pieds ont été un peu enflés jusqu'aux genoux, et le pouls, qui était assez faible, a donné 62 battements. Il n'y a pas eu cependant d'accès.

4e *séance.* — La santé de la malade s'est sensiblement améliorée après la quatrième application; le crachement de sang a cessé; le sommeil est meilleur; les forces ont augmenté; le pouls, 80. Point d'accès.

La malade a eu des douleurs à la colonne vertébrale et aux dents. C'est pour la première fois de sa vie que la malade a eu une odontalgie.

5e *séance.* — La toux a beaucoup diminué après la cinquième application; le crachement de sang n'a eu lieu qu'une fois et dans une petite quantité; la malade a eu des douleurs à la région épigastrique et à la gorge pendant toute la journée; le pouls, 80. Point d'accès.

6e *séance.* — Amélioration graduelle; il n'y a plus de céphalalgie; les douleurs de la poitrine, du côté et la toux ont beaucoup diminué; il n'y a pas eu d'hémoptysie; l'appétit et le sommeil s'améliorent de jour en jour.

Une éruption confluente, sous la forme de petits boutons, accompagnée d'une démangeaison, s'est déclarée du côté gauche et postérieur du thorax ; pouls, 80. Point d'accès.

7e *séance.* — Tous les symptômes morbides diminuent à vue d'œil ; le sommeil est parfait ; l'appétit est bon ; l'humeur n'est plus chagrine ; les accès nerveux ne se manifestent plus ; l'éruption de la peau a disparu sans laisser de traces après la septième application. Pouls, 82.

8e *séance.* — Point de changement après la huitième application.

9e *séance.* — L'amélioration persiste ; les douleurs de la poitrine et du côté, ainsi que la toux, ne sont qu'insignifiantes.

10e *séance.* — La malade se porte bien, sauf un malaise à la poitrine et au côté. Ce malaise est périodique.

11e *séance.* — Rien de notable, excepté l'apparition des règles qui, malgré l'application de l'électricité, ont eu un cours normal. Pouls, 80.

12e *séance.* — La malade se porte bien ; la fonction périodique a cessé. L'épreuve de cette séance montre un équilibre parfait.

La malade s'est refroidie le lendemain après s'être exposée à un vent violent et à une pluie abondante. A la suite de ce manque de précaution, la toux, qui avait totalement cessé, a reparu, et l'épreuve électrique suivante (13) n'est plus normale.

13e *séance.* — La toux a cessé après la treizième application et a été remplacée par une diarrhée critique qui se répétait cinq, six fois par jour. Elle était abondante, sans douleurs, et a duré jusqu'au surlendemain. La santé et l'équilibre électrique ont été rétablis.

14e *séance.* — Mademoiselle S... était tout à fait bien portante après la quatorzième application.

15e *séance.* — La quinzième épreuve, plus complète que les épreuves précédentes, a démontré un équilibre parfait, et mademoiselle S... se portait bien.

Une nouvelle cause plus grave que les précédentes a encore ébranlé la santé de la malade. C'était un chagrin de grande importance.

Un accès nerveux, des douleurs aux hypochondres, surtout du côté gauche, à la poitrine et au sommet de la tête; une toux avec un crachement de sang, se sont déclarés.

La diarrhée, qui était sans aucun doute critique, s'est arrêtée.

L'épreuve de la 16e séance démontre aussi que l'équilibre électrique de l'organisme est détérioré.

Les épreuves électriques depuis la seizième jusqu'à la vingt-troisième séance montrent des fluctuations continuelles de pis et de mieux, qui étaient aussi accompagnées d'un état de santé analogue.

Le chagrin, qui durait pendant ce laps de temps, influait visiblement sur la santé de mademoiselle S... et sur les épreuves électriques. Le degré de détérioration de l'épreuve correspondait exactement avec l'intensité du chagrin et avec le degré de la maladie.

23e *séance.* — La santé de la malade a été rétablie après la vingt-deuxième application. Cependant une douleur au côté gauche est restée, malgré le rétablissement de l'équilibre à la vingt-troisième séance.

24e *séance.* — Après avoir réalisé un équilibre parfait entre les points cardinaux, je n'ai cessé d'appliquer l'électricité d'après la même méthode, à cause de la douleur du côté.

J'ai institué avec les points de la tête une épreuve électrique qualitative, où j'ai trouvé des anomalies.

(Voyez les épreuves n° 13, séance 24e.)

25e *séance.* — L'épreuve que j'ai instituée avant l'application a montré un équilibre parfait entre les points cardinaux et les points de la tête, et comme la douleur à l'hypochondre persistait, j'ai continué l'usage de l'électricité et j'ai fait une épreuve avec les mamelles, où j'ai aussi rencontré des anomalies. (Voy. les épreuves no 13, séance 25e.)

26e *séance.* — La douleur du côté n'a pas diminué; la malade se porte du reste parfaitement bien; l'épreuve électrique, excepté une seule anomalie dans les mamelles, est tout à fait normale. (Voyez les épreuves n° 13, séance 26e.)

27e *séance.* — La douleur est toujours la même, malgré le rétablissement complet de l'équilibre électrique entre les points cardinaux, les points de la tête et les mamelles. (Voyez les épreuves no 13, séance 27e.)

28e *séance.* — Après avoir rétabli l'équilibre électrique dans toutes les épreuves qualitatives, j'ai eu recours aux épreuves quantitatives, dont voici les résultats :

Épreuve quantitative (1er août).

$$-\left.\begin{matrix}E\\C\\L\\S\end{matrix}\right\} + \frac{2m}{2p}\ E^3 = C^3 = L^3 = S^3\ 2m^2\ 2p^1$$

$$+\left.\begin{matrix}E\\C\\L\\S\end{matrix}\right\} - \frac{2m}{2p}\ E^3 = C^3 = L^3 = S^3\ 2m^2\ 2p^1$$

J'ai appliqué, comme toujours, un pôle au sommet de la tête et au creux de l'estomac, et l'autre aux extrémités.

29e *séance.* — La douleur du côté a diminué ; la malade se porte du reste parfaitement bien.

Épreuve quantitative (3 août).

$$-\left.\begin{matrix}E\\C\\L\\S\end{matrix}\right\} + \frac{2m}{2p}\ E^4 = C^4 = L^4\ S^3\ 2m^2\ 2p^1$$

$$+\left.\begin{matrix}E\\C\\L\\S\end{matrix}\right\} - \frac{2m}{2p}\ E^4 = C^4 = L^4\ S^3\ 2m^2\ 2p^1$$

Il y a une amélioration évidente dans cette épreuve électrique. Le creux de l'estomac a perdu l'excès de sensibilité qu'il avait dans l'épreuve précédente.

30e *séance.* — La douleur du côté a été insignifiante.

Épreuve quantitative (5 août).

$$-\left.\begin{matrix}E\\C\\L\\S\end{matrix}\right\} + \frac{2m}{2p}\ E^5 = C^5\ L^4\ S^3\ 2m^2\ 2p^1$$

$$+\left.\begin{matrix}E\\C\\L\\S\end{matrix}\right\} - \frac{2m}{2p}\ E^5 = C^5\ L^4\ S^3\ 2m^2\ 2p^1$$

Il y a aussi une amélioration notable dans cette épreuve électrique. La région lombaire a perdu l'excès de sensibilité qu'elle avait à la dernière séance.

31e *séance.* — La douleur a complétement disparu après la dernière application. Mademoiselle S... se porte à merveille.

Épreuve quantitative (7 août).

$$- \left.\begin{matrix} E \\ C \\ L \\ S \end{matrix}\right\} + \begin{matrix} 2m \\ 2p \end{matrix} \quad E^6 \; C^5 \; L^4 \; S^3 \; 2m^2 \; 2p^1$$

$$+ \left.\begin{matrix} E \\ C \\ L \\ S \end{matrix}\right\} - \begin{matrix} 2m \\ 2p \end{matrix} \quad E^6 \; C^5 \; L^4 \; S^3 \; 2m^2 \; 2p^1$$

La région cervicale a perdu l'excès de sensibilité qu'elle avait dans l'épreuve précédente, et l'équilibre électrique de l'épreuve quantitative est normal.

J'ai eu l'occasion de voir mademoiselle S... deux ans plus tard. Elle était parfaitement bien portante. Sa santé n'a été troublée d'aucune manière pendant ces deux années.

Les sensations de la malade pendant les applications n'ont été que locales et n'ont différé que par rapport à la force de la vibration qui se déclare ordinairement pendant l'application magnéto-électrique.

La cure magnéto-électrique de mademoiselle S... est intéressante sous plusieurs rapports.

Elle démontre l'influence et la prépondérance du moral sur le physique. Le refroidissement, qui est ordinairement la cause de la plupart des maladies, n'a pas été si fâcheux pour la malade que le chagrin. Cependant il a été grave. La malade, après une promenade à pied d'une lieue, très fatiguée et en transpiration, habillée légèrement, a été entièrement mouillée par une forte pluie mêlée de grêle, et a été obligée de retourner chez elle dans cet état, exposée à un vent violent et froid.

Une seule application magnéto-électrique a rétabli l'équilibre détruit par le refroidissement, tandis que sept applications de cette force ont été nécessaires pour normaliser l'équilibre détruit par une cause morale, par un chagrin.

La cure électrique, malgré beaucoup d'obstacles, a été évidemment couronnée d'un résultat favorable, et la santé de mademoiselle S... n'a pas été troublée pendant deux ans par le chagrin qui l'opprimait. La cure, après avoir rétabli l'équilibre électrique, a sans aucun doute relevé le moral de mademoiselle S... et l'a mise à même de pouvoir supporter les adversités du sort.

C'est ce qu'elle m'a aussi déclaré à notre entrevue.

Les résultats des épreuves électriques, comme nous l'avons vu pendant cette cure, ne sont nullement le produit du hasard, et ils ont sans contredit une portée inconnue jusqu'à présent pour le médecin.

Les épreuves lui rendent le meilleur compte de l'état de la maladie et des progrès de la cure.

La cure de mademoiselle S... constate en outre la possibilité d'appliquer l'électricité chez des personnes pléthoriques sujettes aux congestions sanguines et même aux hémorrhagies. Elle nous a aussi démontré que la fonction périodique des femmes permet l'usage de l'électricité.

Cette cure est aussi remarquable à l'égard des crises

(céphalalgie, taches bleues particulières, éruption cutanée, diarrhée).

Cet exemple est enfin une preuve évidente que le genre d'application de l'électricité pratiquée chez mademoiselle S..., ainsi que chez les malades précédents, est en état de rétablir l'équilibre électrique entre les centres; entre les centres et les extrémités; entre les centres et les points de la tête; entre les centres et les mamelles; entre les points périphériques doubles; et de normaliser finalement les épreuves quantitatives.

N° 10. — ÉPREUVES MAGNÉTO-ÉLECTRIQUES QUALITATIVES INSTITUÉES PENDANT UN TRAITEMENT MAGNÉTO-ÉLECTRIQUE DE 31 SÉANCES, CHEZ MADEMOISELLE S...

	1 — 4 juin. (1) (2)	2 — 6 juin. (1) (2)	3 — 8 juin. (1) (2)	4 — 11 juin. (1) (2)	5 — 13 juin. (1) (2)	6 — 15 juin. (1) (2)	7 — 17 juin. (1) (2)
E { C	*N*	*N*	C *N*	*N*	E	E	E
E { L	Z	Z	L *N*	Z	L	L	Z
E { S	*N*	Z	S *N*	Z	E Z	S Z	S *N*
C { L	Z	*N*	Z L	Z $C^1 \| L^2$	Z	L	C^1L^2 Z
C { S	Z	S	S Z	S	Z	Z	Z
L S	$L^1 \| S^2$	$L^1 \| S^2$	Z	Z S	Z	Z	L=S
E 2m	$M^2E^1m^3$ $m^3M^2E^1$	$m^3E^2M^1$	m^2E^1	m^2E^1	m^2E^1	m^2E^1	E E^2m^1
C 2m	$m^3C^2M^1$	$m^3C^2M^1$	m^2C^1	m^2C^1	m^2C^1	m^2C^1	*N* $C^3m^2M^1$
L 2m	$m^3L^2M^1$	$m^3L^2M^1$	m^2L^1	m^2L^1	m^2L^1	m^2L^1	$L^22m^1 < m$
S 2m	$m^3S^2M^1$	$S^3m^2M^1$	m^2S^1	m^2S^1	m^2S^1	m^2S^1	*N*
E 2p	$E^3p^2P^1$	$E^3p^2P^1$	E^2p^1	E^2p^1 p	E	E^2p^1	*N*
C 2p	$C^3p^2P^1$	$C^3p^2P^1$	C^2p^1	C^2p^1	C^2p^1	C^2p^1	*N*
L 2p	$L^3p^2P^1$	$L^3p^2P^1$	L^2p^1	L^2p^1	L^2p^1	L^2p^1	$Lp^1 < p$
S 2p	$S^3p^2P^1$	$S^3p^2P^1$	S^2p^1	S^2p^1	S	S^2p^1	$S^22p^1 < p$ *N*

N° 11. — ÉPREUVES MAGNÉTO-ÉLECTRIQUES QUALITATIVES INSTITUÉES PENDANT UN TRAITEMENT MAGNÉTO-ÉLECTRIQUE DE 31 SÉANCES, CHEZ MADEMOISELLE S...

	8	9	10	11	12	13	14
	19 juin.	21 juin.	23 juin.	25 juin.	30 juin.	2 juillet.	4 juillet.
	(1) (2)	(1) (2)	(1) (2)	(1) (2)	(1) (2)	(1) (2)	(1) (2)
E { C	Z	Z	Z	0	*N*	*N*	*N*
E { L	L	*N*	Z	0	*N*	*N*	*N*
E { S	S	*N*	Z	0	*N*	*N* Z	*N*
C { L	*N*	C^2‖L^1	*N*	*N*	*N*	*N*	*N*
C { S	Z	*N*	*N*	*N*	*N*	*N*	*N*
L S	S=L	#	*N*	*N*	*N*	*N* Z	*N*
E 2m	*N*	*N*	*N*	*N*	*N*	*N*	*N*
C 2m	*N*	*N*	*N*	*N*	*N*	*N*	*N*
L 2m	*N*	*N*	*N*	*N*	*N*	*N*	*N*
S 2m	*N*	*N*	*N*	*N*	*N*	*N*	*N*
E 2p	*N*	*N*	*N*	*N*	*N*	*N*	*N*
C 2p	*N*	*N*	*N*	*N*	*N*	*N*	*N*
L 2p	*N*	*N*	*N*	*N*	*N*	*N*	*N*
S 2p	*N* $S^2 2p^1 < P$	*N*	*N*	*N*	*N*	*N*	*N*

N° 12. — ÉPREUVES MAGNÉTO-ÉLECTRIQUES QUALITATIVES INSTITUÉES PENDANT UN TRAITEMENT MAGNÉTO-ÉLECTRIQUE DE 31 SÉANCES, CHEZ MADEMOISELLE S...

	15 — 6 juillet.	16 — 8 juillet.	17 — 10 juillet.	18 — 12 juillet.	19 — 15 juillet.	20 — 16 juillet.	21 — 17 juillet.	22 — 19 juillet.	23 — 21 juillet.
	(1) (2)	(1) (2)	(1) (2)	(1) (2)	(1) (2)	(1) (2)	(1) (2)	(1) (2)	(1) (2)
E { C	N	N	N	N	Z	N	N	N	N
E { L	N	N Z	Z	N	N	N	N	N	N
E { S	N	N Z	Z	Z	Z	Z	Z	$E^2 \| S^1$	N
C { L	N	N Z	Z	N	N	N	N	N	N
C { S	N	Z	Z	N	Z	Z	Z	$C^2 \| S^1$	N
L S	N	Z	Z	N	Z	Z	Z	$L^2 \| S^1$	N
E 2m	N	N	N E^2m^1	E^2m^1	E^2m^1	m^2E^1	m^2E^1	N	N
C 2m	N	N	N	C^2m^1	m^2C^1	m^2C^1	m^2C^1	N	N
L 2m	N	N	N	N	m^2L^1	m^2L^1	m^2L^1	N	N
S 2m	N	S^2m^1	S^2m^1	S^2m^1	S^2m^1	N Z	S^2m^1	$S^3m^2M^1$	N
E { M	N	N	N	N E	E	N	N	N	N
E { m	N	N	N Z	N	Z	Z	Z	N	N
C { M	N	N	N	N	N	N	N	N	N
C { m	N	N	N	N	Z	Z	Z	N	N
L { M	N	N	N	N	N	N	N	N	N
L { m	N	N	Z	N	Z	Z	Z	N	N
S { M	N	N	S	N	S	S N	S N	N	N
S { m	N	Z	N	N	Z	Z	N	N	N
E 2p	N	N	N	N	N	$E^3p^2p^1$	N	N	N
C 2p	N	N	N	N	N	$C^3p^2p^1$	N	N	N
L 2p	N	N	N	N	N	N	N	N	N
S 2p	N	N	N	N	N	$S^3p^2p^1$	N S^2p^1	N	N
E { P	N	N	N	N	N	N	N	N	N
E { p	N	N	N	N	N	N	N	N	N
C { P	N	N	N	N	N	N	N	N	N
C { p	N	N	N	N	N	N	N	N	N
L { P	N	N	N	N	N	N	N	N	N
L { p	N	N	N	N	N	N	N	N	N
S { P	N	N	N	N	N	N	N	N	N
S { p	N	N	N	N	N	N	N	N	N

N° 13. — ÉPREUVES MAGNÉTO-ÉLECTRIQUES QUALITATIVES INSTITUÉES PENDANT UN TRAITEMENT MAGNÉTO-ÉLECTRIQUE DE 31 SÉANCES, CHEZ MADEMOISELLE S...

		24 — 25 juillet. (1) (2)			25 — 27 juillet.	26 — 29 juillet.	27 — 30 juillet.
E	C	N			Toutes les épreuves sont normales, excepté l'épreuve avec les mamelles.	Toutes les épreuves sont normales, excepté l'épreuve avec les mamelles.	Equilibre électrique parfait, qu[illegible]t épreuves qualitatives.
	L	N					
	S	N					
C	L	N					
	S	N					
L	S	N					
E	2m	N					
C	2m	N					
L	2m	N					
S	2m	N					
E	M	N					
	m	N					
C	M	N					
	m	N					
L	M	N					
	m	N					
S	M	N					
	m	N					
E	2p	N					
C	2p	N					
L	2p	N					
S	2p	N					
E	P	N					
	p	N					
C	P	N					
	p	N					
L	P	N					
	p	N					
S	P	N					
	p	N					
E	2t	$E^2t^1 = T$ $E^1t^2 = T$					
C	2t	N					
L	2t	N					
S	2t	N					
E	T t	N N					
C	T	N					
	t	N					
L	T	N					
	t	N					
S	T	N					
	t	N					
E	2t··	N					
C	2t··	N					
L	2t··	N					
S	2t··	N					
E	T··	N					
	t··	N					
C	T··	N					
	t··	N					
L	T··	N					
	t··	N					
S	T··	N					
	t··	N					
E	2t···	N					
C	2t···	N					
L	2t···	N					
S	2t···	N					
E	T···	N					
	t···	N					
C	T···	N					
	t···	N					
L	T···	N					
	t···	N					
S	T···	N					
	t···	N					
E	2f	N	E	2u	N	E^2n^1	
C	2f	N	C	2u	N	N	
L	2f	N	L	2u	N	N	
S	2f	N	S	2u	N	N	
E	F	N	E	U	N	N	
	f	N		u	N	N	
C	F	N	C	U	N	N	
	f	N		u	N	N	
L	F	N	L	U	N	N	
	f	N		u	N	N	
S	F	N	S	U	N	N	
	f	N		u	N	N	

VALEUR DE MA MÉTHODE

COMME MOYEN DIAGNOSTIQUE ET THÉRAPEUTIQUE.

Le traitement des maladies curables à l'aide de l'électricité selon ma méthode a, j'ose le croire, une certaine valeur en comparaison des autres méthodes curatives.

Tous les traitements sans exception sont principalement basés sur les capacités innées et acquises par l'expérience du médecin.

Le diagnostic, le choix de la méthode curative et des remèdes, dépendent nécessairement de ses vues individuelles.

Dans une doctrine où la probabilité joue le rôle principal, et qui est privée d'axiomes mathématiques, il ne peut pas en être autrement.

Ma méthode exclut la spontanéité absolue du médecin, qui, malgré des qualités éminentes, n'est pourtant jamais exempt de la règle : « Errare humanum est. »

C'est l'électricité, une des forces principales de la nature, infaillible en actions et résultats, indépendante du hasard, inaltérable par l'individualité du médecin, qui réalise dans cette méthode le diagnostic et le traitement de la maladie.

Le médecin ne joue pas ici le rôle d'arbitre suprême, mais d'exécuteur.

Cette méthode rend superflue, quant à présent, la dénomination et même la connaissance du genre de la maladie.

La cure individuelle, les circonstances essentielles ou accidentelles qui entourent les malades, lui sont indifférentes.

L'idée de la maladie n'est pas ici le résultat d'une réunion volontaire des symptômes ; elle est fondée sur la notion de la signification du plus et du moins, de ces deux facteurs de toutes les vérités mathématiques.

On peut parvenir à la conception juste et claire de ce plus ou moins, manifestation constante et sûre de l'électricité, par l'examen de certains points de l'organisme humain à l'état normal.

Ceci posé, on reconnaît la maladie par le sens contraire, c'est-à-dire par la réciprocité inverse de ce plus et de ce moins, en examinant les points mentionnés du corps du malade. Les points qui, à l'état normal, représentent l'idée du plus, sont remplacés à l'état anomal par moins, et *vice versa*.

Après avoir pris connaissance des déviations réciproques de ces deux facteurs, l'indication de la cure s'ensuit d'elle-même et consiste à rétablir leur réciprocité normale en substituant le plus au moins et le moins au plus. Comme la signification de plus et de moins, quand il s'agit de l'électricité, ne peut être qu'identique avec l'idée de la polarité, l'indication de rétablir la réciprocité normale de plus et de moins est équivalente à l'indication de changer une polarité inverse en polarité normale. Comme, d'autre part, l'électricité du corps humain ne peut être d'autre nature que celle qui est le produit des appareils électriques, et comme, guidé par les expériences que je viens d'exposer, nous sommes en état de changer les polarités électriques inverses, il nous sera aussi possible de normaliser ces polarités du corps humain, et de réaliser par conséquent la guérison.

On voit, par cet exposé, que le traitement à l'aide de

l'électricité, selon ma méthode, est tout à fait dissemblable des autres manières de traiter les maladies.

La maladie et le moyen de la guérir sont ici identiques. Les maladies, manifestées par des anomalies de l'électricité propre du corps humain, qui joue, comme nous avons vu, un des premiers rôles dans l'organisme, se traitent par l'électricité elle-même.

Un traitement pareil est sans contredit la plus grande simplification connue, quant à la maladie et quant au traitement.

Cette simplicité est tellement frappante, qu'elle ne peut, au premier coup d'œil, qu'être mise en doute.

Il est, en effet, difficile d'admettre qu'il y ait des maladies qui puisent uniquement leur source dans l'intervertion polaire de l'électricité.

Cette invraisemblance est cependant plutôt apparente que réelle.

La présence de l'électricité dans l'organisme de l'homme n'est nullement accidentelle. Elle est une condition essentielle de son existence.

Ma méthode prouve à l'évidence que non-seulement l'électricité est inséparable du corps humain, mais qu'elle s'y manifeste d'après une loi certaine, qui est, à l'état normal, c'est-à-dire durant la santé de l'homme, constante sans exception et qui, dans l'état de la maladie, présente toujours des aberrations bien marquées. On peut, en outre, exprimer par une formule la manifestation de l'électricité du corps humain à l'état physiologique.

On peut pareillement noter par une formule les déviations de l'électricité dans l'état pathologique de l'organisme et formuler les changements dans l'électricité du corps obtenus par chaque application de cette force.

En comparant cette dernière formule à celle qui a été notée avant l'application de l'électricité, et à la formule connue de l'état normal, on obtient un résumé net et clair des résultats de l'application.

Le résultat est toujours satisfaisant dans les maladies curables, si l'application a été exécutée d'après les règles que j'ai indiquées.

Si donc l'électricité n'est pas un accident dans l'organisme de l'homme, mais une nécessité; si elle s'y manifeste toujours d'après une loi constante, elle ne peut aussi, étant une des forces les plus puissantes de la nature, qu'y jouer un rôle de la plus haute importance.

L'effet produit par l'application de l'électricité à l'état morbide, qu'une formule certifie et contrôle, inspire sans contredit plus de confiance qu'un examen ordinaire du malade.

Le malade, influencé par des idées préconçues, donne souvent à son insu des renseignements vagues sur sa santé. Le médecin n'est pas toujours en état de saisir toutes les nuances progressives et minutieuses du changement de la maladie, malgré un examen soigné et détaillé. L'insuffisance des sens ne lui permet d'apprécier avec certitude que les changements distincts et évidents.

L'électricité, au contraire, en donnant dans tous les cas une formule claire et nette, un résumé détaillé de tous les changements les plus minutieux, présente une certitude presque mathématique de l'état de la maladie.

L'usage de l'électricité pendant les crises des maladies

a aussi une certaine supériorité en comparaison des autres méthodes curatives.

La réaction de l'organisme plus ou moins grande et plus ou moins visible, qui est l'avant-coureur des crises en général, est ordinairement accompagnée d'une fièvre et d'un surcroît des souffrances.

L'observation et la connaissance des jours critiques sont les uniques indicateurs d'une crise probable pour le médecin.

On connaît l'incertitude du diagnostic des crises dans les maladies aiguës, où les crises sont cependant plus certaines et moins inopinées que dans les maladies chroniques.

Quant au diagnostic des crises dans ces dernières maladies, nous ne pouvons qu'avouer notre ignorance. Le médecin, en un mot, n'est pas toujours en état d'attribuer avec certitude la fièvre et le surcroît des souffrances survenues dans une maladie aiguë à une crise prochaine, et il ne peut pressentir ou supposer que par exception la possibilité d'une crise dans les maladies chroniques. Le médecin ne peut aussi pour cette raison se prononcer avec certitude quant au traitement convenable dans cette période critique des maladies, malgré son expérience et son savoir.

Le choix cependant d'un traitement actif ou passif ne peut nullement être indifférent dans une époque si grave de la maladie.

L'incertitude à cet égard disparaît complétement dans une cure électrique.

L'épreuve magnéto-électrique est ici décisive, et le médecin peut avec pleine certitude apprécier la signification de chaque détérioration qui peut arriver dans la maladie.

Si, malgré la fièvre et le surcroît des souffrances, l'épreuve électrique montre une amélioration, on peut être sûr que cette détérioration n'est qu'apparente et qu'elle est le précurseur d'une crise prochaine.

Si l'épreuve électrique indique au contraire une aggravation dans l'équilibre, la détérioration de la maladie est réelle, et il n'y a aucune probabilité d'une crise.

Dans toutes les maladies curables, chroniques ou aiguës, où j'ai appliqué l'électricité, de quelque genre qu'elles soient, j'ai toujours découvert, à l'aide de l'épreuve magnéto-électrique des aberrations évidentes de l'électricité à l'état normal, et la formule, résultat d'une application raisonnée, a toujours montré un effet favorable, c'est-à-dire un effet plus rapproché de la formule normale qu'avant l'application.

Les expériences me donnent aussi la conviction que l'électricité est un moyen curatif d'une étendue non encore suffisamment étudiée.

Si l'idée d'un moyen curatif universel pouvait être admissible, c'est, certes, l'électricité qui serait ce moyen. L'expérience, durant la vie d'un homme, ne suffit pas, je le sais, pour en donner une garantie : « Ars longa, vita brevis. » Une force cependant de cette portée qui agit, pour ainsi dire, sur la source même de la vie, est à même de tout promettre.

Néanmoins il ne faut pas outrer les exigences et vouloir, quant à présent, dépasser les bornes de la possibilité.

L'électricité est certainement en état de guérir des maladies regardées jusqu'à ce jour comme incurables, mais il serait absurde de vouloir guérir toutes les maladies de ce genre.

Il serait pareillement ridicule de vouloir réaliser, dans

deux ou trois séances, la guérison d'une maladie qui exige ordinairement un traitement de plusieurs semaines, de quelques mois.

Une cure électrique complète, qui a pour résultat un équilibre parfait de cette force dans l'organisme, a parfois besoin d'un temps fort long. Le malade, rétabli de cette manière, présente en revanche l'image d'une santé absolue, d'une santé qui n'a encore été rigoureusement définie dans aucun ouvrage de physiologie, et que l'on trouve à peine, et par exception, chez l'homme.

Le mode de traitement par l'électricité présente aussi des avantages bien marqués en comparaison des autres méthodes médicales.

Une séance d'une heure par jour, de deux ou trois heures par semaine du reste, suffit comme traitement. Le malade est exempt de tout autre traitement et même de ces régimes diététiques rigoureux que l'usage des médicaments exige presque toujours.

Ce mode de traitement offre, en outre, un avantage réel sous le rapport financier et permet au malade, s'il n'est pas alité, de remplir tous ses devoirs, n'étant obligé que de lui consacrer une heure par jour.

Le malade enfin, hors ces avantages matériels, est continuellement influencé par le côté moral de la méthode. Il est en état d'apprécier journellement le résultat de la cure, non-seulement par le sentiment d'amélioration de sa santé, mais par les progrès évidents des épreuves électriques, qui, faciles à être conçues, sont à la portée de tout le monde.

En somme, le traitement à l'aide de l'électricité, selon

ma méthode, est sous tous les rapports profitable au malade, tant pour le physique que pour le moral, et il ne peut qu'influer favorablement sur la conscience et la tranquillité du médecin qui aime à se rendre compte de toutes ses actions.

VALEUR DE MA MÉTHODE

COMME MOYEN PROPHYLACTIQUE.

L'électricité non-seulement est d'une incontestable valeur comme moyen curatif, mais a aussi un grand avenir comme moyen préservatif.

Pour parvenir à la connaissance de l'état normal de l'électricité du corps humain, j'ai été obligé de faire des épreuves électriques sans nombre.

Malgré ces épreuves faites sur des personnes tout à fait bien portantes, je rencontrais tant de variations, qu'il m'était impossible de généraliser les résultats, de quelque manière que ce fût.

Les résultats infiniment variés chez des personnes que je croyais bien portantes, et qui avaient toute l'apparence de la santé, m'ont maintes et maintes fois fait douter de la possibilité de pouvoir faire un seul pas en avant dans l'investigation de l'électricité, qui, sous le rapport médical, est restée presque stationnaire depuis sa découverte.

Cette diversité de manifestation de la même force, chez des personnes qui toutes jouissaient d'une parfaite santé, ne pouvait en effet que donner la persuasion que l'électricité n'est qu'accidentelle dans l'organisme humain et que, dans ce cas, elle n'y peut jouer qu'un rôle subalterne.

Je penchais de plus en plus vers ce raisonnement, et je n'aurais certainement pas manqué d'en avoir la pleine conviction, si la persévérance, l'instinct et un heureux hasard qui ne manque jamais, du reste, de se présenter tôt ou tard quand on s'adonne avec amour à un travail assidu, ne m'avaient accompagné sur ce chemin tortueux et glissant des suppositions.

Quelques cures fortuites, mais heureuses, que j'ai faites à l'aide de l'électricité, m'ont enfin ouvert les yeux et m'ont suffisamment persuadé que toutes mes nombreuses épreuves avaient été faites sur des personnes soi-disant bien portantes.

Elles m'ont, en outre, convaincu qu'une santé absolue est un don presque inconnu ici-bas ; que la santé n'est le plus souvent que relative, plus ou moins rapprochée de l'équilibre normal de l'électricité du corps humain.

Cette découverte non-seulement a démenti la supposition que l'électricité jouait un rôle subalterne dans l'organisme de l'homme, mais a au contraire incontestablement prouvé que cette force est pour lui une nécessité, si le moindre changement dans la santé de l'homme, un changement qui n'est ni ressenti par le malade, ni découvert par le médecin, est déjà en état de provoquer une variation manifeste dans l'état électrique du corps.

Elle a prouvé, en outre, que l'électricité est le meilleur et le plus sensible réactif connu pour reconnaître les déviations les plus minimes de la santé de l'homme.

Cette découverte a enfin démontré que nous portons

presque sans exception un germe de maladie dans notre organisme.

Il ne faut donc qu'une occasion favorable pour développer ce germe et en faire une maladie.

Le germe de la maladie, qui n'est à proprement parler que la maladie elle-même, se soustrait à notre observation, jusqu'à ce qu'un motif quelconque le reproduise sous la forme d'une maladie distincte.

Ce n'est que dans ce cas qu'il parvient à la connaissance du malade et du médecin.

Cette vérité nous mène sans détours à la conclusion, qui a été jusqu'à présent le résultat d'une supposition raisonnée, « que la maladie n'attaque que les personnes prédisposées. »

Elle nous explique la raison de beaucoup de cas simultanés et analogues, durant une épidémie, par la nature des germes semblables.

Elle nous démontre aussi qu'une épidémie peut produire, selon la diversité des germes plus ou moins développés, différentes maladies.

Elle nous fait enfin concevoir la raison de la possibilité ou de l'impossibilité de contracter une maladie contagieuse dans des circonstances extérieures tout à fait analogues pour plusieurs personnes.

La découverte du germe occulte de la maladie est sans aucun doute de la plus haute importance, car elle donne seule la garantie de pouvoir prévenir la maladie.

Aucune méthode médicale ne possède jusqu'à présent le moyen d'atteindre ce but, tant que la maladie ne s'est pas encore déclarée, tant que la santé est apparente.

Les remèdes dits prophylactiques existent aussi plutôt en théorie qu'en pratique.

L'électricité, au contraire, est en état de découvrir la moindre intervention de la polarité électrique dans l'organisme, et par conséquent chaque germe de maladie dans un temps où ni le malade ni le médecin n'en peuvent même avoir le moindre soupçon.

Il est superflu de répéter qu'après avoir reconnu le germe de la maladie par les déviations de la polarité électrique, on peut aussi, à l'aide des procédés de ma méthode, rétablir l'état normal, et que de cette manière on peut se préserver de toute maladie possible, pourvu que l'on se donne la peine d'avoir périodiquement recours à l'usage de l'électricité.

Pour être cependant sûr de son fait, il est nécessaire de subir des épreuves électro-magnétiques, une, et mieux encore, deux fois par semaine, et de normaliser tout de suite la polarité inverse que l'on aurait découverte.

Cette manière de procéder durant le cours de la vie paraîtra certainement à beaucoup de personnes, sinon impossible, du moins difficile à réaliser.

Les objections que l'on pourrait opposer à cet égard sont dans tout cas plutôt apparentes que réelles, et appartiennent à la catégorie de celles que chaque innovation présente au premier coup d'œil.

Que faut-il, en effet, pour remplir toutes les conditions nécessaires à ce but? Une machine magnéto-électrique, la connaissance des procédés de ma méthode et une demi-heure par semaine pour subir l'épreuve électrique.

L'acquisition d'un appareil magnéto-électrique, de construction simple, qui peut servir à plusieurs personnes pendant une longue série d'années, est accessible à la plupart des fortunes.

Si l'application de l'électricité est une fois généralement employée, la concurrence ne manquera pas de diminuer sensiblement le prix de ces appareils.

Les personnes indigentes qui, sous l'égide de la bienveillance publique, trouvent journellement un accueil favorable dans de nombreux hôpitaux, y pourraient aussi réclamer un secours prophylactique qui, en prévenant les maladies, ne ferait que diminuer en définitive les dépenses que le séjour prolongé d'un malade nécessite.

Les connaissances nécessaires pour l'application de l'électricité selon ma méthode ne présentent aucune difficulté à acquérir, à cause de leur simplicité extrême.

Quant au temps nécessaire pour effectuer la séance, il serait vraiment ridicule de supposer qu'il y eût un homme qui ne pourrait ou ne voudrait consacrer une demi-heure, quand il s'agit du maintien de sa santé, du plus grand bien qui existe sur la terre.

Je ne peux terminer ce travail sans exprimer ma pleine conviction que, dans ce siècle de progrès où chaque innovation est appréciée et qui a pour tendance le bien de l'humanité, sans exprimer, dis-je, mon entière persuasion que ma méthode sera adoptée et promulguée par tous les hommes loyaux et de cœur, et qu'elle ne manquera pas de produire incessamment des résultats nombreux et salutaires.

APPENDICE.

Les épreuves magnéto-électriques que je viens d'exposer sont le résultat principal de mes recherches.

Elles seront appréciées, je l'espère, par les médecins, principalement par ceux qui s'occupent de l'électricité. C'est à l'aide de ces épreuves que le médecin est toujours en état de se rendre compte du résultat de chaque application électrique. C'est par elles qu'il peut juger de l'efficacité ou de l'insuffisance de chaque traitement, qu'il doive être réalisé par l'électricité ou par tout autre moyen thérapeutique.

Quant au mode d'application que j'ai proposé et que j'ai trouvé être le plus efficace de tous ceux que j'ai antérieurement mis en usage, il n'est pas encore, je le sais, tout à fait satisfaisant.

J'ai conseillé d'avoir recours à une électrisation générale et non localisée, et je crois, m'appuyant sur une longue expérience, pouvoir répéter que ce premier mode d'application est juste si l'on a affaire à des maladies qui ne réclament pas un traitement chirurgical ; j'ai cru devoir mettre ces dernières hors de question dans ce travail destiné à un concours.

J'ai proposé, d'autre part, d'avoir recours à deux courants électriques, appliqués alternativement à chaque séance successive : 1° au courant dirigé du sommet de la tête et du creux de l'estomac vers les extrémités ; 2° au courant d'une direction contraire, dirigé des extrémités vers le sommet de la tête et le creux de l'estomac. J'ai, en un mot, proposé de mettre en usage deux courants électriques, celui qui a rapport à la sphère des nerfs moteurs et celui qui a rapport à la sphère des nerfs sensitifs.

Le but principal de chaque application de l'électricité dans les maladies est d'agir sur les nerfs, qui sont sans contredit les premiers moteurs et régulateurs de toutes les fonctions de l'organisme.

L'électricité factice, à laquelle le médecin a recours moyennant des appareils, doit ici régler les courants électriques propres de l'organisme, qui, comme nous avons vu, ont dans les maladies une polarité plus ou moins opposée à celle de l'état normal.

Cette polarité opposée peut siéger, 1° ou dans les centres nerveux, 2° ou dans la périphérie, c'est-à-dire ou dans la sphère des nerfs moteurs, ou dans celle des nerfs sensitifs.

L'application de l'électricité, pour être logique, ne doit avoir en vue que de régler les perversions polaires, et comme il est difficile d'admettre que, dans chaque maladie, les trois catégories citées du système nerveux soient anomales quant à la polarité, il s'ensuit que le mode d'application de l'électricité que j'ai proposé est en général trop étendu. Il doit, par conséquent, être simplifié et ce sera aussi le but de mes perquisitions à l'avenir.

Je baserai dans ce but mes recherches sur les épreuves quantitatives, qui, d'après la nature de la maladie, présentent des modifications différentes.

L'épreuve magnéto-électrique quantitative manifeste en effet, non-seulement toutes les perversions polaires des points cardinaux, mais aussi les degrés de ces perversions; si tous les points cardinaux se montrent sensibles dans l'épreuve, on reconnaît au premier coup d'œil toutes les aberrations électriques des points cardinaux et tous les degrés de ces aberrations.

Si, au contraire, il y a manque de sensibilité dans un point ou dans plusieurs points cardinaux, on peut facilement découvrir toutes les perversions polaires, et les degrés de ces perversions, par le procédé que j'indiquerai tout à l'heure.

Prenons, par exemple, les deux épreuves quantitatives suivantes :

			(1)	(2)
1°	E C L S	2m 2p =	$C^6 2m^5 S^4 L^3 2p^2 E^1$	$C^6 2m^5 S^4 L^3 2p^2 E^1$
2°	E C L S	2m 2p =	$C^2 2m^1$	$C^2 2m^1$

Les résultats de la première épreuve quantitative présentent la gradation suivante par rapport à la sensibilité des points cardinaux :

$$C^6 2m^5 S^4 L^3 2p^2 E^1,$$

tandis que la gradation de la sensibilité des points cardinaux est à l'état normal :

$$E^6 C^5 L^4 S^3 2m^2 2p^1.$$

Il est évident que le sommet de la tête et la région lombaire présentent ici une diminution de la sensibilité normale, tandis que la région cervicale, le creux de l'estomac, les mains et les pieds manifestent une augmentation de sensibilité à l'égard de l'état normal.

Ce sont le sommet de la tête et les mains qui montrent la plus grande anomalie par rapport au temps et à la force de la sensation. Le sommet de la tête présente la plus grande diminution, les mains la plus grande augmentation de la sensibilité. C'est donc dans ces deux points cardinaux que la perversion polaire est la plus grande.

Les résultats de la deuxième épreuve quantitative, qui présente une insensibilité de plusieurs points cardinaux, ne sont pas aussi clairs que dans la première épreuve.

		(1)	(2)
E C L S	2m 2p =	$C^2 2m^1$	$C^2 2m^1$

Les mains présentent ici la plus grande perversion polaire par rapport à l'excès de sensibilité, tandis que le sommet de la tête, la région lombaire et le creux de l'estomac manifestent au contraire la plus grande perversion polaire par rapport au manque de sensibilité. Pour découvrir les degrés de la diminution de la sensibilité de chacun de ces points cardinaux insensibles, il faut avoir recours au procédé suivant : On doit faire une nouvelle épreuve collective en appliquant un pôle à ces trois points cardinaux en question et l'autre pôle aux extrémités.

Supposons que cette nouvelle épreuve donne le résultat suivant :

		(1)	(2)
E L S	2m 2p =	$2m^2L^1$	$2m^2L^1$

C'est donc la région lombaire qui est le centre le plus sensible après la région cervicale.

Poursuivons les épreuves de la même manière, en appliquant un pôle au sommet de la tête et au creux de l'estomac, c'est-à-dire aux points cardinaux centraux, dont le degré de sensibilité est encore inconnu, et l'autre pôle aux extrémités, et supposons le résultat suivant :

$$\begin{matrix} & & (1) & (2) \\ \left.\begin{matrix} E \\ S \end{matrix}\right\} & \begin{matrix} 2m \\ 2p \end{matrix} = & \frac{S^2 2m^1}{} & \Big| \frac{S^2 2m^1}{} \end{matrix}$$

Le creux de l'estomac présente donc le troisième degré de sensibilité à l'égard des régions cervicale et lombaire, et le sommet de la tête est, par conséquent, le point le moins sensible des centres.

Mettons enfin le sommet de la tête et chaque pied à l'épreuve, et si nous trouvons le résultat suivant :

$$\begin{matrix} & (1) & (2) \\ EP = & & E^2P^1 \\ Ep = & & E^2p^1 \end{matrix}$$

il sera évident que ce sont les pieds qui sont les points le moins sensibles de tous les points cardinaux.

En résumant toutes les épreuves collectives partielles qui ont rapport à la deuxième épreuve quantitative, nous trouvons les gradations suivantes par rapport à la force de la sensation et au temps de la perception :

$$C^6 2m^5 L^4 S^3 E^2 2p^1$$

En comparant ces résultats avec celui de l'épreuve quantitative physiologique qui suit :

$$E^{6}C^{5}L^{4}S^{3}2m^{2}2p^{1},$$

il est évident que ce sont le sommet de la tête et les mains qui présentent la plus grande anomalie par rapport au temps et à la force de la sensation. Le sommet de la tête montre la plus grande diminution, les mains la plus grande augmentation de la sensibilité. C'est donc dans ces deux points cardinaux que la perversion polaire est la plus grande, etc., etc.

Toutes les modifications des épreuves qualitatives pourront être utilisées, je le crois, de manière à indiquer au médecin le mode le plus convenable pour appliquer l'électricité dans chaque maladie.

Il faudra préalablement résoudre dans ce but les questions suivantes :

1° *Faut-il appliquer un pôle à tous les points cardinaux où l'on trouve augmentation anomale de la sensibilité, et l'autre pôle à tous les points cardinaux où il y a diminution anomale de la sensibilité?*

2° *Ou bien, ne faut-il appliquer l'électricité qu'aux deux points cardinaux, qui présentent la perversion polaire la plus marquée, en mettant chacun de ces deux points en relation avec un des deux pôles?*

3° *Lequel des deux pôles doit être mis en relation avec le point ou les points cardinaux, qui présentent une sensibilité trop grande, et vice versâ?* Etc., etc.

FIN.

TABLE DES MATIÈRES.

Introduction. 1
Histoire de ma méthode. 6
Appareils électriques et magnétiques, conducteurs de l'électricité et leur mode d'application. 27

Machine électrique. . . . . *Ib.*
Appareil galvanique et galvano-électrique. 28
Aimant et électro-aimant. . . . . *Ib.*
Appareil magnéto-électrique. 29
Conducteurs électriques. 31
Conducteurs proprement dits. 33

1° Conducteurs de la tête. 34
2° Conducteur cervical. 35
3° Conducteur lombaire. 36
4° Conducteur épigastrique. *Ib.*
5°, 6°, 7° Conducteurs des régions sus-orbitaires, sous-orbitaires et mentonnières. 37
8° Conducteurs rétro-auriculaires. . . . . *Ib.*
9° Conducteurs pour les mamelles. 39
10° Conducteurs pour les mains. 40
11° Conducteurs pour les pieds. . . . . *Ib.*

Fils conducteurs. 41

Expériences par rapport à la sensation produite par l'électricité appliquée à l'organisme de l'homme. 47
Points cardinaux. 52

1° Sommet de la tête. 53
2° Région cervicale. . . . . *Ib.*
3° Région lombaire. 54
4° Région épigastrique. . . . . *Ib.*
5°, 6°, 7°, 8° Extrémités supérieures et inférieures. 55

Épreuves magnéto-électriques. 57

Épreuve qualitative. 58

1° Épreuve qualitative centrale. 59
2° Épreuve qualitative centro-périphérique. . . . . *Ib.*
(*a*) Épreuve centro-périphérique ordinaire. . . . . *Ib.*
(*b*) Épreuve centro-périphérique extraordinaire. 60
Épreuve quantitative. 63
Résultat de l'épreuve magnéto-électrique qualitative et quantitative dans l'état physiologique de l'organisme humain. 64
Résultat des épreuves magnéto-électriques qualitatives et quantitatives dans l'état pathologique du corps humain. 66
Abréviations. 67
Formules des épreuves magnéto-électriques en abréviations. . . . 70
Observations à l'égard des épreuves pathologiques. 71
Observations à l'égard des épreuves instituées chez une personne bien portante. 81
Épreuves magnéto-électriques pathologiques quantitatives. 84
Tableaux des épreuves magnéto-électriques. 85
N° 1. Esquisse d'une épreuve. 86
— 2. État physiologique. 88
— 3. Épreuves magnéto-électriques qualitatives exécutées sur 50 malades avec différentes affections. 90
— 4 (*a*). Épreuves magnéto-électriques qualitatives exécutées toutes les deux semaines pendant une année entière chez une personne bien portante. 95
— 4 (*b*) Suite de ces épreuves. 96
Observations quant aux cures électriques, quant aux applications de l'électricité en général et quant aux épreuves magnéto-électriques. 97
Exemple d'une guérison réalisée par l'application de l'électricité statique. 105
N° 5. Épreuves magnéto-électriques qualitatives instituées pendant un traitement par l'électricité statique. 112
Exemples de guérisons réalisées à l'aide du galvanisme, de l'électro-aimant et de l'aimant. 114
N° 6. Épreuves magnéto-électriques qualitatives instituées pendant un traitement galvanique. 126
— 7. Suite de ces épreuves. 128

N° 8. Épreuves magnéto-électriques qualitatives instituées pendant un traitement avec l'électro-aimant. 130
— 9. Épreuves magnéto-électriques qualitatives instituées pendant un traitement avec l'aimant. . . . . *Ib.*

Exemple d'une guérison réalisée par l'application magnéto-électrique. 132

N° 10. Épreuves magnéto-électriques qualitatives instituées pendant un traitement magnéto-électrique. 145
— 11. Suite de ces épreuves. 146
— 12. Suite de ces épreuves. 147
— 13. Suite de ces épreuves. 148

Valeur de ma méthode comme moyen diagnostique et thérapeutique. 150
Valeur de ma méthode comme moyen prophylactique. 157
Appendice. 162

FIN DE LA TABLE.

Les médecins qui voudront appliquer l'électricité d'après la méthode de M. Dropsy, trouveront des appareils magnéto-électriques chez MM. Breton frères, à Paris.

Ces appareils, basés sur les données que l'Auteur leur a communiquées, présentent des pôles parfaitement distincts, à l'aide desquels on peut réaliser avec plein succès l'épreuve chimique dont il a fait mention plus haut.

On trouvera aussi chez MM. Breton frères tous les autres accessoires décrits dans cet ouvrage.

Les personnes qui, vu les procédés nouveaux de la méthode de M. Dropsy, voudraient entrer en relation scientifique avec lui, sont priées d'adresser leurs lettres :

Au Docteur Dropsy, *à Zaslaw, en Russie, par Cracovie, Brody.*

Nouvelles Publications chez J.-B. Baillière et fils.

DE L'ÉLECTRISATION LOCALISÉE et de son application à la physiologie, à la pathologie et à la thérapeutique, par le docteur Duchenne (de Boulogne), lauréat de l'Institut de France. Paris, 1855, 1 vol. de 939 pages avec 108 figures intercalées dans le texte. 11 fr.

Cet ouvrage est divisé en quatre parties. L'auteur y expose : 1° l'art de localiser la puissance électrique dans les organes ; 2° l'étude de la physiologie musculaire éclairée par l'expérimentation électro-physiologique et pathologique ; 3° l'application de l'électrisation localisée à la pathologie ; 4° les résultats thérapeutiques de l'électrisation localisée dans le traitement d'un grand nombre d'affections, par exemple : des paralysies cérébrales, des paralysies saturnines, rhumatismales, hystériques, des hyperesthésies, des névralgies ; la paralysie et la contracture du diaphragme, l'atrophie musculaire graisseuse progressive, l'atrophie musculaire graisseuse de l'enfance, l'étude électro-physiologique et pathologique des muscles de l'épaule, etc., etc.

TRAITÉ D'ÉLECTRICITÉ théorique et appliquée, par A.-A. de la Rive, membre correspondant de l'Institut de France, ancien professeur de l'Académie de Genève. Paris, 1854-1857, 3 vol. in-8, avec figures intercalées dans le texte. Prix de chaque volume. 9 fr.

LA MÉDECINE ET LES MÉDECINS, philosophie, doctrines, institutions, critiques, mœurs et biographies médicales, par Louis Peisse. Paris, 1857, 2 vol. in-18 jésus. 7 fr.

TRAITÉ D'HYGIÈNE PUBLIQUE ET PRIVÉE, par le docteur Michel Lévy, membre du Conseil de santé des armées, directeur de l'École d'application de médecine du Val-de-Grâce, membre de l'Académie impériale de médecine, etc. *Troisième édition*, revue et considérablement augmentée. Paris, 1857, 2 vol. in-8 de chacun 850 pages. 17 fr.

DES RAPPORTS CONJUGAUX, considérés sous le triple point de vue de la population, de la santé et de la morale publique, par le docteur Alex. Mayer, médecin de l'inspection générale de la salubrité et de l'hospice impérial des Quinze-Vingts. *Troisième édition* entièrement refondue. 1857, in-18 jésus de 384 pages. 3 fr.

COURS DE MÉDECINE DU COLLÉGE DE FRANCE, par Cl. Bernard, membre de l'Institut (Académie des sciences), professeur au Collége de France et à la Faculté des sciences. Paris, 1857, 1 vol. in-8, avec figures. 7 fr.
Ce volume traite *des effets des substances toxiques et médicamenteuses.*

MÉMOIRE SUR LE PANCRÉAS, et sur le rôle du suc pancréatique dans les phénomènes digestifs, particulièrement dans la digestion des matières grasses neutres, par M. Cl. Bernard. Paris, 1856, in-4 de 190 pages, avec 9 planches gravées, en partie coloriées. 12 fr.

TRAITÉ PRATIQUE DES MALADIES DE L'OREILLE, par le docteur E. H. Triquet, ancien interne en médecine et en chirurgie des hôpitaux de Paris, fondateur et chirurgien d'un Dispensaire pour les maladies de l'oreille. Paris, 1857, 1 vol. in-8, avec figures intercalées dans le texte. 7 fr. 50 c.

DES SCIENCES OCCULTES, ou Essai sur la magie, les prodiges et les miracles, par Eusèbe Salverte, *troisième édition*, précédée d'une Introduction par E. Littré, de l'Institut. Paris, 1856, un beau volume in-8 de 600 pages. 10 fr.

TRAITÉ CLINIQUE ET EXPÉRIMENTAL D'AUSCULTATION appliquée à l'étude des maladies du poumon et du cœur, par le docteur J.-H.-S. Beau, médecin de l'hôpital Cochin, professeur agrégé à la Faculté de médecine de Paris. Paris, 1856, in-8 de 626 pages. 7 fr. 50 c.

TRAITÉ DE GÉOGRAPHIE ET DE STATISTIQUE MÉDICALES ET DES MALADIES ENDÉMIQUES, comprenant la météorologie et la géologie médicales, les lois statistiques de la population et de la mortalité, la distribution géographique des maladies et la pathologie comparée des races humaines, par le docteur Boudin, médecin en chef de l'hôpital militaire du Roule, etc. Paris, 1857, 2 vol. in-8 avec 9 cartes et tableaux. 20 fr.

Paris. — Imprimerie de L. Martinet, rue Mignon, 2.

www.ingramcontent.com/pod-product-compliance
Ingram Content Group UK Ltd.
Pitfield, Milton Keynes, MK11 3LW, UK
UKHW020144220726
13923UKWH00001B/367

9 782019 248444